免疫力を高めれば、薬はいらない！

安保　徹

三笠書房

はじめに

免疫力を高めるのが一番の「薬」です！

私たちは病気になるとすぐ医者にかかり、薬を飲んで治そうとします。

たとえば、風邪を引いて熱が出ると、風邪薬や解熱剤《げねつざい》に頼って、症状を抑えようとしがちです。

しかし、**薬を飲んでも病気は基本的に治りません**。

薬を飲めば、熱が下がったり、痛みが取れたりして、一時的にはすごくラクになります。ところが、傷ついた粘膜を修復するための反応も止まってしまうため、回復するまでに、かえって長引くことになりかねないのです。

私たちの体には、病気から体を守る「免疫力」が備わっています。風邪を引いたり、病気を患《わずら》ったりするのは、その免疫力が低下した状態だからです。

面白いことに、低下した免疫力を回復させてくれるのも、じつは風邪です。

風邪を引くと、風邪ウイルスと戦うために血液中のリンパ球が増えます。2〜3日つらい状態が続きますが、治ったときはリンパ球が5％くらい増えます。つまり、「免疫力が高まる」のです。

だから、風邪を引いたら安易に薬に頼るのではなく、**温かくして布団でグッスリ眠ることが最善の対処法**ということになります。

私たちは、さまざまな体の不調や病気に対して、この風邪の対処法と同じような「体によくない対策」を取っていることが少なくありません。

どんな病気にも必ず原因があります。現代人が抱える病気の根本原因を追究すると、がんばりすぎていたり、あまりに運動が不足していたりするという「無理な生き方」「偏《かたよ》った生き方」に行き当たります。

無理をすると血管が収縮して体温は下がり、逆にあまりラクをしすぎると血管が開きすぎて血の巡りが悪くなり、代謝が抑制されて体温が下がります。体温が下がれば免疫力も低下するため、どちらにしても病気につながってしまうのです。

では現実に、どう対処するのが一番よいのでしょうか。本書では、頭痛、肩こり、肥満、花粉症、糖尿病……といった多くの方々が悩んでいる不調や病気に対して、**免疫力を高めて根本から治す**方法をまとめました。

・頭痛——お風呂で体を温めれば、薬はいらない！
・肥満——「食べる量」より「ストレス」に気をつける
・花粉症——「リンパ球を増やす食事」をやめよう

などなど、今までの医学常識からすると意外な解決法が出てくるかもしれません。「お風呂でポカポカに体を温める」「日光を全身で浴びる」「たまには、土の上をハダシで歩く」などなど、自分で簡単にできる「免疫力強化法」も紹介しました。

できることから、気楽に実行してみてください。

医者いらず、病気知らずの「健康人生」を楽しんでください。

安保 徹

『免疫力を高めれば、薬はいらない！』◇もくじ

1章　今ある「冷え・痛み」は免疫力で消す！

2章

免疫力を上げれば、アレルギーは怖くない！

3章

ストレスに強い人は、免疫力が高い！

4章

「疲れない、太らない、老けない」免疫習慣

5章 今日から、免疫力が高まる食べ方

6章 病気にならない「免疫体質」になる！

本文イラスト　阿部千香子
本文ＤＴＰ　宇那木孝俊

1章

今ある「冷え・痛み」は免疫力で消す！

季節の変わり目に「体調が悪くなる」、なぜ？

私たちの体は、冬の季節は自律神経《じりつしんけい》のうちの交感《こうかん》神経（ストレス・活動の神経）が緊張して寒さと戦っています。そのときは冷たい風に向かっても歯をくいしばり、気力も充実しているという感じです。

実際、日本列島に、冬、シベリアの高気圧が張り出してきたときは、気圧は1050ヘクトパスカルほどあります。ところが、春の温暖な天気になったときは、1010ヘクトパスカルくらいまで低下します。

これくらい気圧が低下すると、空気が薄くなるので、私たちは薄めの空気を吸うために、すごくゆったりとした心境になってきます。だから、**春になると眠気が強くなったり、動作がゆったりしたりする**わけです。

しかし、これが行きすぎると何だか元気が出ないという心境になってきます。なぜかというと、自律神経のうちの副交感神経《ふくこうかん》（リラックス・休息の神経）がはたらくようになるからです。

5月のゴールデンウィークが終わると、学校や会社に行くファイトが何だかなくなる、というのもこのためです。こういうとき、自分のなまけぐせで元気が出ないのではなく、みんなが同じ気持ちになる環境なのだと考えると、もっと**冷静に自分の体調を見つめることができる**でしょう。

夏はどうでしょう。暑いので空気が軽くなり、上昇気流が出るために低気圧がとても強くなります。

海のほうには相対的に高気圧ができますが、夏自体は低気圧傾向であり、副交感神経優位で、くつろぐ体調です。だから、夏休みはゆっくり休むのが、本来あるべき姿です。

秋になると、今度は冬に向かって高気圧に変わっていきます。体調は副交感神経優位から交感神経優位に変わります。

そのときは、やる気が出るというメリットがあるのですが、逆に心臓や血管に負担がかかります。そういう病気持ちの人には危険な季節といえます。

そして冬の日本は全体的に高気圧となり、元気が出やすくなります。

このように、1年の季節の移り変わりと自律神経の関係を理解すると自分の体のことがよくわかってきます。

誰でも漠然《ばくぜん》と「天気と気分はつながっている」と思っていますが、気圧、酸素の濃さ・薄さ、それと連動する自律神経のことを考えると、体や心の好不調の謎が解ける感じです。

四季のリズムを意識して生きてみる

暖房がなくても「寒さに負けない体」

寒い冬の季節は、交感神経が緊張する季節です。全般的に血流が悪くなって皮膚の保湿度が低くなるため、ヒビ割れ、アカギレができやすくなります。

そこで、温めて血行をよくするような工夫《くふう》が必要です。

かつて私はアメリカに5年ほど住んでいたことがあります。

アメリカはどの家も寒い季節、寝ている間でも全室暖房でした。そのため、真冬でも毛布一枚でいいのですが、朝起きたときに鼻やノドがカラカラになってしまいます。

ホテルに泊まっても部屋には薄い毛布しかなく、暖房器具をつけなければいけないことがあります。これも、すごく部屋が乾燥してノドが渇《かわ》きます。

その点、日本では、**夜寝るときは暖房器具の電源を切る**習慣があります。布団の中を温かくして室温は下げているので乾燥が少なくなります。これは**健康のためには非常にいい習慣**です。

電気毛布などを使う人もいますが、あまり暑苦しくなるようでは問題です。温度をなるべく低くして、負担にならない程度にするのがいいでしょう。

一番いいのは湯たんぽです。湯たんぽははじめ温かく、布団の中の温度がちょうどよくなれば、だんだん冷めていきます。これならば、体への負担が少なくていいのです。

本当に体を温めたかったら、**暖房器具よりも運動をすること**です。寒いからとじっとしているのではなく、外に出て散歩や体操をする。

ときどきは寒さの中で、自分の筋肉からの放熱で温めることを行なう。そうすると、暖房器具にだけ頼らなくてもすむようになるのではないでしょうか。

筋肉を刺激すれば、体の内側から熱が出る！

目指すは36・5度――「病気にならない」体温

私たちにとって、「理想的な体温」とは何度かおわかりでしょうか?

答えは、**36・5度**です。

日中元気よく働いて、夜はぐっすり休むというリズムができている人――つまり、日中の交感神経と夜間の副交感神経のバランスがいい人は、体温はちょうど36・5度くらいあります。

休まず忙しくしている人は、体温が少し高めです。反対に、少しのんびりしている人は、体温が低めです。

具体的には、わきの下で体温を測って、

●36・8度と出たら、忙しくしている。
●36・2度と出たら、おしとやかにのんびりしている。

と思えばいいわけです。

また、体温が低くなる原因は「夜更《よふ》かし」も関係があります。

夜遅くまで起きていると、日中の体温があまり上がらなくなります。

ずっと夜更かしして寝足りないという状態が続くと、朝起きて昼すぎまでボンヤリしています。

そのときが「低体温」の感覚です。早めにグッスリ寝て、朝すぐに活動の態勢に入っていると体温は高くなります。

体温を上げることは、免疫力を高めるために大切なことです。

たとえば、風邪を引くと発熱するのは、体温を維持してリンパ球や、マクロファージをよくはたらかせようという反応です。

病気にならない体温とは？

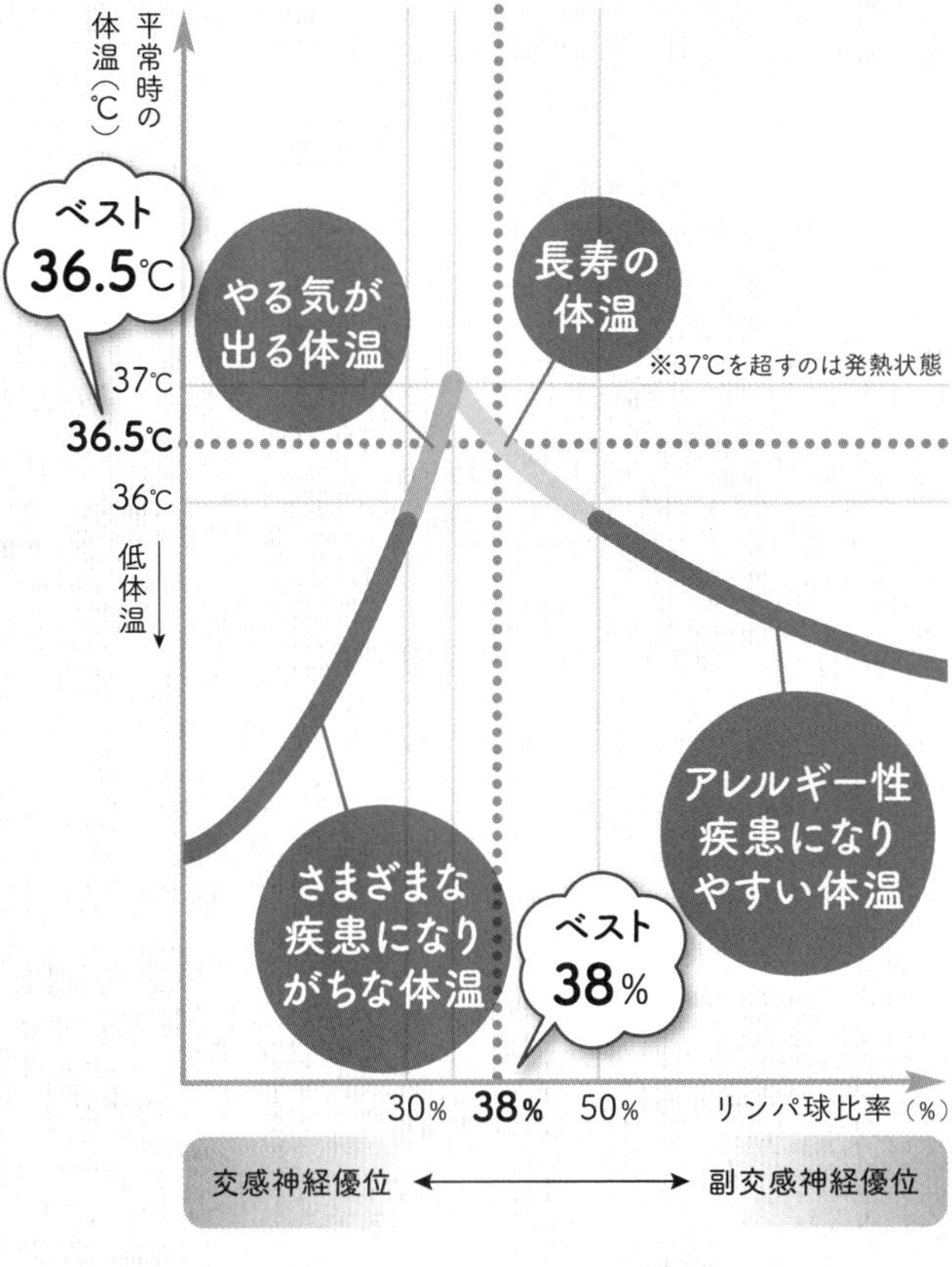

※平常時の体温をわきの下で測ったもの

つまり、リンパ球やマクロファージが一番よくはたらく環境をつくるために、わざわざ熱を出しているわけです。

これが免疫力を上げる最高の条件なのです。

それを風邪薬に含まれる解熱剤《げねつざい》を飲んで熱を下げてしまったら、なかなか治りにくくなります。

リンパ球やマクロファージをいつもはたらかせるためには、体温が低いのはよくありません。

低体温の人は、リンパ球もマクロファージも活発でなくなります。そのため、すぐ風邪を引いたり、病気しがちになってしまうのです。

現代は、20代の若い女性でも低体温の人が多いようです。これは、筋肉を鍛えていないことが原因の場合が多いです。

体温をつくる一番大事な器官は「筋肉」です。日常的に運動をしていなくて筋肉が少ないと、冷えに悩まされやすくなります。

今、若い女性の間ではヨガやエアロビクス、あるいはフラダンスなど、体を動かす趣味が流行《はや》っています。

これも彼女たちが低体温を脱するために、本能的に筋肉の運動を求めているためでしょう。

実際に、体を動かすと筋肉からの発熱が盛んになるので、あっという間に低体温から脱出して幸せな日常生活を送れるようになります。

東洋医学では**「冷えは万病の素」**ともいわれます。

夜更かしと筋肉の問題を解決することで、低体温から脱却することが大切です。

夜更かしをやめるだけで免疫力が高まる！

週に3回は「お風呂でゆっくり温まろう」

私が暮らしている新潟は、少し郊外に行くといい温泉がたくさんあります。冬などは月に1回くらいのペースで、温泉に入るので最高です。首まで浸《つ》かって全身を温めるのは、免疫力を高める上でもすごく大切なことです。

シャワーを浴びても、深部体温（体の中心部の体温）は上がりません。

しかし、お風呂や温泉で熱くてこれ以上入っていられないというところまで浸かったときは、**深部体温が39・5度までも上がります**。つまり、風邪を引いて高熱が出たときと同じくらいの体温が獲得できるのです。この高い深部体温によって病気が治り、がんも消えていきます。

理想的なのは冬場の、寒くて出かけるのがついおっくうになりがちなとき。そういうときにこそ、足を延ばして温泉に行くのがいいと思います。

温泉でも熱い温泉、ぬるい温泉とありますが、**健康な人は熱いお湯でいい**でしょう。熱い温度に耐えることができ、出たときに一気に発汗して体の老廃物を出すことができます。

体を温める効果と、汗をかく効果の二つが一緒にできるのは、熱いお湯のメリットです。

しかし、病気がちな人や持病で余力のない人は、熱いお湯だと体力を消耗して疲れが残ります。そうであれば、ぬるめのお湯のほうがいいでしょう。

深部体温も39・5度まで上がると、疲れが残る場合があり、せいぜい38度くらいまでの入り方が適切です。

日本全国にはさまざまな温泉がありますが、たとえば炭酸泉は入ったときに体をリラックスさせる効果があります。

また、バブルバスのような泡が出る入浴剤がありますが、それを使うと、湯上がり後の皮膚が真っ赤になります。これはリラックス効果が強くて、血管が開いている証拠です。こういう炭酸泉はたんに体を温めるだけではなく、さらにその力で血管が開く効果があります。**血行がよくなる力が倍加する**のです。

また、古くから私たち日本人には、「湯治《とうじ》」というシステムがありました。何日もの間、温泉地で体を温め続けて、病気を治すという湯治は理想的な治療法です。

といっても、今の時代、2週間も3週間も仕事を休める人はいません。家の近くにスーパー銭湯などがあれば、湯治のつもりで大いに活用するといいでしょう。

自宅の浴槽では長く入っても、せいぜい30分くらいが限度ですが、私自身の体験ではスーパー銭湯などに行くと、あちらこちら楽しみながら2時間近く入ることができます。そうすると、翌日まで体の火照《ほて》りが残っていることが実感できます。

私にとっては、草津温泉が一番印象に残っています。草津温泉のお湯の温度は45度で、とても熱い。普通入ることができる温度は42度が限界で、がんばって43度で

湯船で温まる人は免疫力が高い!

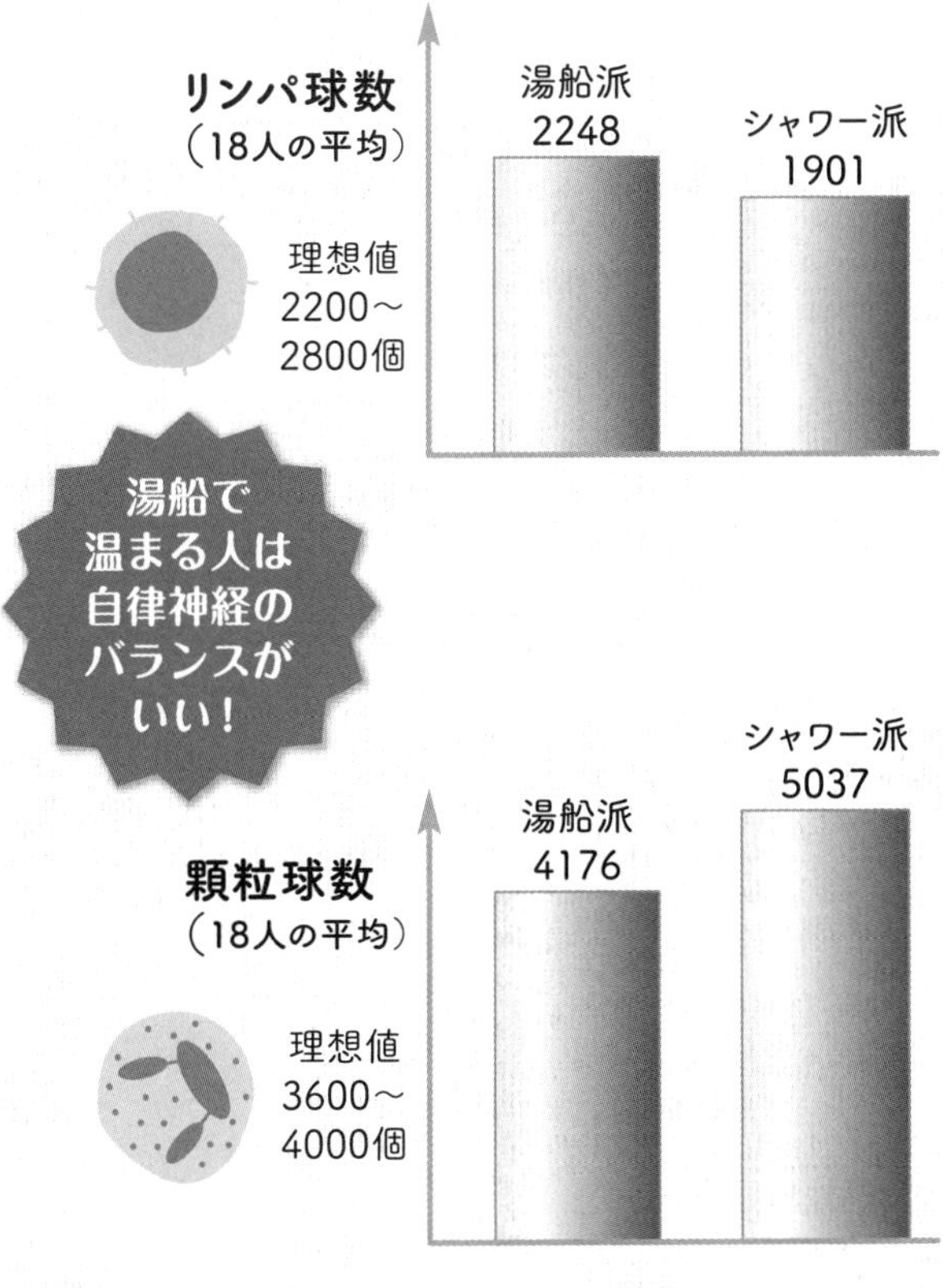

日ポリ化工株式会社温熱療法研究室　2005年6月検査分

しょう。45度はすぐに入ることができません。あまりに体温との落差があるからです。

そこで、どうやって入るかというと、蒸し風呂のような風呂場があって「湯もみ」をします。そうすると、どんどん体温が上がり、深部体温が38度くらいにまで上がります。

こうして落差が少なくなって、45度のお湯に入ることができるのです。

高い深部体温で、がんも消えていく

コラム

そもそも「免疫力」って何？

私たちの日常の活動を調節しているのが「**自律神経**」です。

体を守ってくれる「**白血球**」もリズムがあります。そのリズムは、自律神経に支配されています。それは私たちの研究で初めてわかったことです。

どうして白血球があるかというと、私たち人間のような多細胞生物は、一つひとつの細胞がすごく特殊化して進化しています。それが皮膚や腸、骨になったりしているのです。

むしろ、体を守るはたらきは失っています。その弱点を克服しようということで、単細胞生物時代のアメーバをそのまま残して白血球にしたのです。

白血球の基本はマクロファージですが、脊椎《せきつい》動物はマクロファージの食べる力をもっとつけた「**顆粒球**《かりゅうきゅう》」と、マクロファージの食べる力を退化させて小さな異物を抗体で凝集させて除かせる「**リンパ球**」の二本立ての分類になっています。

顆粒球は、**交感神経（ストレス・活動の神経）**支配で、細菌を処理し化膿《かのう》性の炎症を起こして治癒に持っていきます。

リンパ球は、**副交感神経（リラックス・休息の神経）**支配で、免疫を司《つかさど》ります。

人間の血液を調べると、基本のマクロファージが5％、顆粒球が60％、残りの35％がリンパ球です。

自律神経レベルが真ん中あたりで、無理もない、ラクもないというレベルで**健康に生きている人は、顆粒球とリンパ球の比率が60：35で安定**しています。

ただ、生き方があまりにも偏《かたよ》ると、白血球も偏ってしまいます。

ある程度の偏り自体は、身を守るためにプラスです。

たとえば、活発に活動する人は交感神経優位です。交感神経支配の顆粒球が増えるというのは、傷ついた手足から侵入してきた細菌を処理するのにプラスです。

いろいろな食べ物から入ってくる抗原やウイルスを処理するには、副交感神経支配のリンパ球が増えたほうがプラスです。

自律神経のバランスが大切!

病気ゾーン	健康ゾーン	病気ゾーン
交感神経優位	自律神経のバランス	副交感神経優位
多い	顆粒球（54〜60%）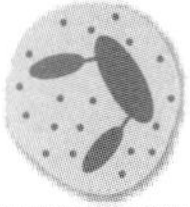	少ない
少ない	リンパ球（35〜41%）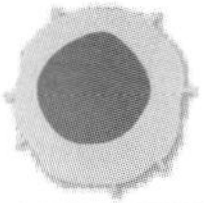	多い
悪い	血　行	よい
低い	体　温	高い
浅い・速い	呼　吸	深い・遅い

交感神経緊張で顆粒球が増えすぎたときは、粘膜に存在する常在菌《じょうざいきん》と反応して炎症を起こします。歯ぐきの色が悪く歯《し》周病《しゅうびょう》になったり、怒りやすい人は痔《じ》を持っていたりします。

リンパ球が少し多いのは免疫力が高いので、病気知らずですが、あまり副交感神経優位になりすぎると、今度はいろいろな抗原に過剰に反応して過敏に苦しみます。

私たちは、どちらかに転ぶと、白血球の偏りができて、病気につながるのです。

風邪

温かくして寝れば、免疫力は回復する！

忙しい人は、なかなか風邪を引きません。

これはなぜかというと、忙しいこと自体で代謝が高まるため、体温が上がり、白血球の力が強くなるからです。

白血球の基本のマクロファージ（細菌や異物を食べる細胞）の段階でウイルスが処理されている状態なのです。忙しさが一段落ついて、**ホッとしたときに風邪を引くことが多い**のは、そのためです。

子どもでも大人でも、免疫力がしっかりしているうちは、なかなか風邪を引きません。大人が風邪を引くときは、免疫力が落ちたときです。私たちは免疫力が下がると、単純ヘルペスや帯状疱疹《たいじょうほうしん》が出たりすることでもわかるように、体内のウイルスが暴れ出したり、あるいは外から入り込んできたものと戦うことになります。
ウイルスとリンパ球（ウイルスや微小抗原を処理する細胞）が戦ったあとは、免疫力が高まります。つまり、**風邪を引いたあとは、リンパ球が増え免疫力が高まる**ので、引くときは引いたほうがいいくらいです。

私たちはいろいろな無理や心配ごとがあると、交感神経の刺激で副交感神経支配のリンパ球が減ります。それをもとに戻してくれるのが、この風邪ウイルスとの戦いなのです。

風邪を引いて2～3日つらかった状態から治ったときは、リンパ球が5％くらい上がります。風邪を引いても、**安易に熱を下げるような薬を飲んではいけません。**むしろ、熱がなるべく逃げないように、布団をかけて温かくして寝て、汗をかくぐらいまで体を温めることで、免疫力が回復するのです。

風邪薬に入っている消炎鎮痛剤は炎症を起こすプロスタグランディンの産生《さんせい》を阻害するので、腫れが引いたり、熱が下がったり、痛みが取れたりして、一時的にはすごくラクになります。しかし、傷ついた粘膜を修復するための反応も止めるので、逆に長引くことになりかねません。

普通の風邪でも、薬を飲まない人は平均的に2・5日で治りますが、**薬を飲むと5〜7日頃まで延びる**といわれています。

普通の人は、年に1回か2回風邪を引くものですが、それで免疫力が維持されているという面からして、風邪の予防はあまり意味がありません。

とくに子どもの場合は、いろいろなウイルスにかかりながら大人のレベルの免疫力になっていきます。

ですから、子どもも風邪の予防はせずに自然体で生きて、**風邪を引いたら免疫力がアップしてラッキー**だ、と思って過ごせばちょうどいいでしょう。

免疫力を高めるのは、生き方の無理を見直すことの次には、「風邪を引くこと」です。風邪を引くことが、免疫力を高める一番の方法であり、風邪を引いたら楽しみ、発熱を喜ぶくらいでいいのです。

風邪を引いたらラッキー。免疫力が5%アップ!

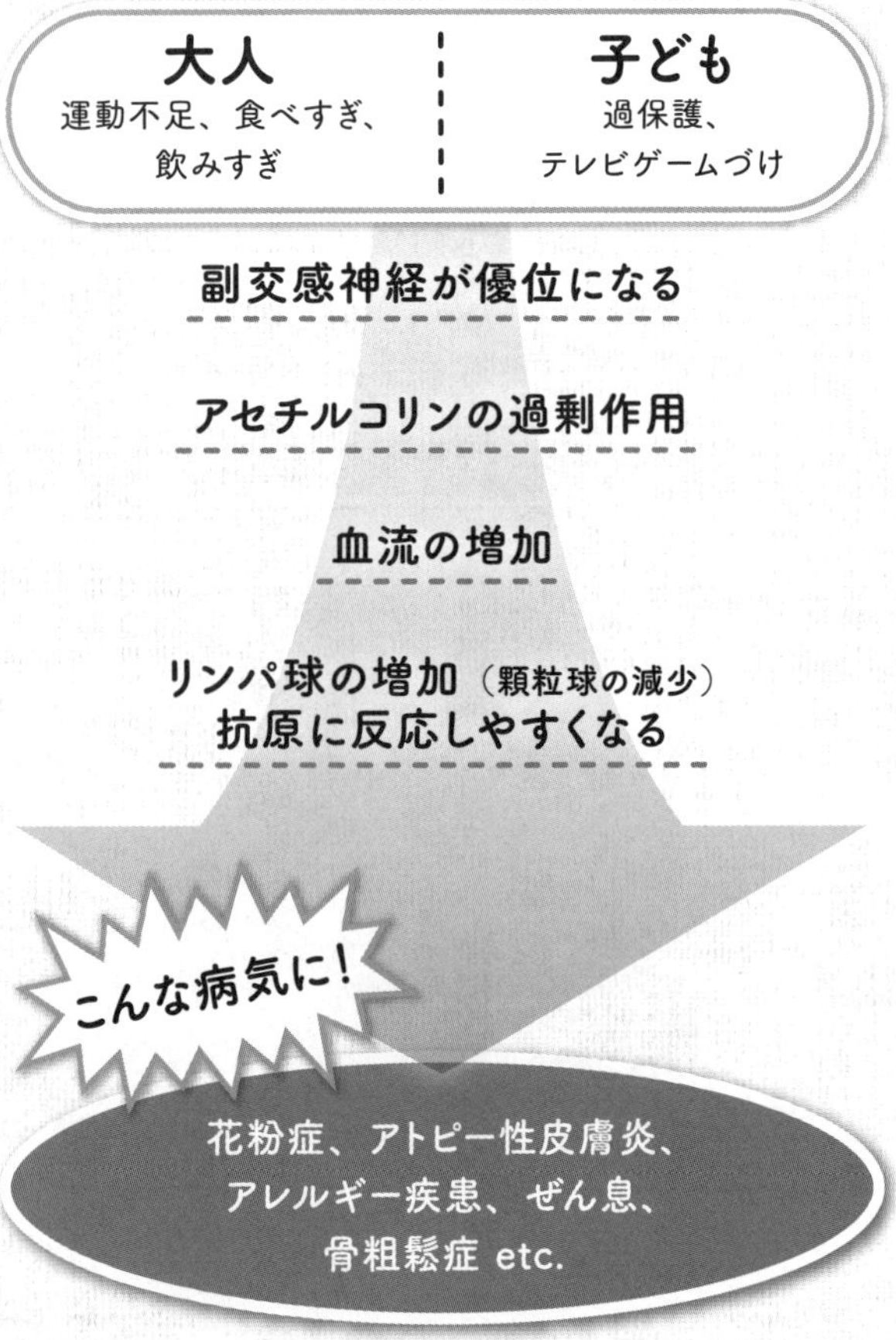
大人
運動不足、食べすぎ、
飲みすぎ
子ども
過保護、
テレビゲームづけ
副交感神経が優位になる
アセチルコリンの過剰作用
血流の増加
リンパ球の増加（顆粒球の減少）
抗原に反応しやすくなる
こんな病気に！
花粉症、アトピー性皮膚炎、
アレルギー疾患、ぜん息、
骨粗鬆症 etc.

自律神経と病気の関係を知ろう

過度のストレス
（がんばりすぎ、悩みすぎ、薬の飲みすぎ）

↓

交感神経が優位になる

アドレナリンの過剰作用

血流障害

顆粒球の増加（リンパ球の減少）
活性酸素の増加

↓

こんな病気に！

風邪、頭痛、肩こり、腰痛、めまい、
肥満、糖尿病、痛風、高血圧、脳梗塞、
認知症、子宮内膜症、心臓病、がん etc.

インフルエンザ

腸を元気にすれば心配いらない

毎年、冬になると、インフルエンザが流行します。

インフルエンザとは、インフルエンザウイルスで感染する風邪のことです。ほかにも空気中には、アデノウイルスやＥＢウイルスなど、いろいろなウイルスがウヨウヨしています。

なぜ、冬に流行するかというと、寒くて免疫力が下がるため、ウイルスに感染しやすくなるからです。もう一つ、冬は乾燥します。そのため、ウイルスがホコリと一緒に舞い上がりやすくなることも一因です。

季節性のインフルエンザは、毎年多くの死者が出ます。もともとインフルエンザウイルスは、渡り鳥が運んできて、家畜の豚に感染して人に広まるルートがずっと固定していました。今のインフルエンザ対策は水際対策で入ってこないようにしていますが、私たち自身が感染しても跳ね返す力があることも大切です。

免疫力はいろいろなウイルスに感染して、抵抗力をつけて成長していきます。

では、免疫力はどういうときに下がるかというと、肉体的なストレスや精神的な悩みを抱えているときです。それによって交感神経が緊張状態になり、免疫力を司っているリンパ球が減ってしまうのです。

日常生活で忙しさがあまりにひどい、あるいは悩みばかりを抱えて苦悩している——そういう状況から脱却することが大切だと思います。

また、**リンパ球が一番多い場所は、腸のまわり**です。だから、ストレスでいつも便秘していたり、お腹を壊しやすく下痢するような人は免疫力が結構低いのです。

食物繊維が豊富な食べ物、たとえば、きのこ、海藻類など、をしっかりと摂《と》って**腸内細菌を増やし、腐敗臭のない便をしっかりと出す**。

腸内細菌が増えて酸性になると、腐敗が起こらなくなります。pHが、だいたい6〜6・5くらいでしょう。pH7が中性ですから、腸内はかなり酸性状態です。

ところが、便秘がちな人や肉が大好きな人の便は、量も少なくなります。便秘がちになって、腐敗臭が出たときの便は、pH8くらいでアルカリ性です。

「あの人のトイレのあとには入りたくない」という状況は、腐敗した便の状態ということです。要するに、理想的な便とは、臭くないこと、そして量が多いことです。

また、おならをしても悪臭がたちこめているようでは免疫力が低い証拠です。これでは危険なウイルスが入ってきたときに戦えません。

野菜には食物繊維も豊富です。こういうものをよく食べていると、食物繊維を培《ばい》地《ち》（微生物などを育てるため、生育環境を提供すること）にして腸内細菌が増え、腐敗が起こりません。

インフルエンザはいつも遺伝子の変異をくり返しているので、違った形となって流《は》行《や》る可能性はあります。しかし、対策・予防をして免疫力を高めておけば、たとえインフルエンザが流行していても跳ね返すことができるのです。

野菜があなたの腸を強くする！

食物繊維のパワーで腸を元気に!

おすすめ食材 1 きのこ

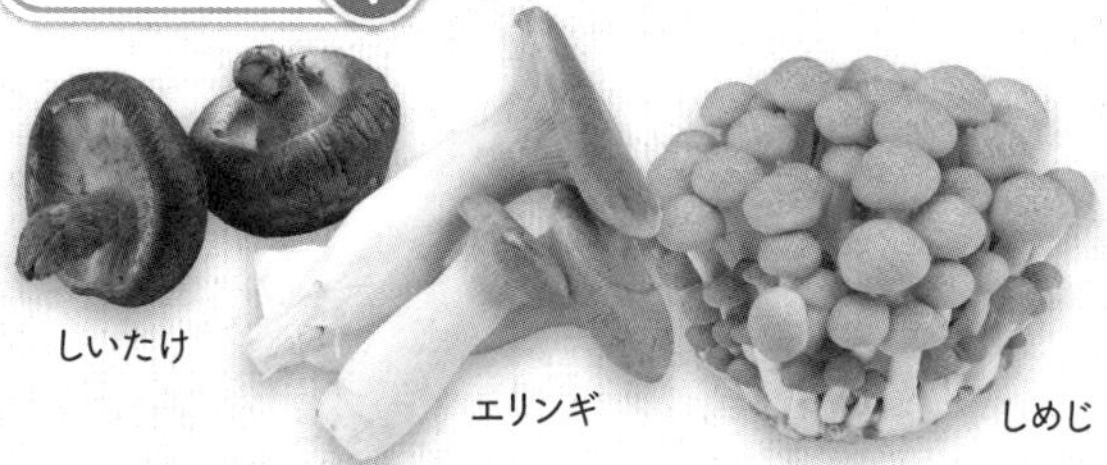

おすすめ食材 2 海藻

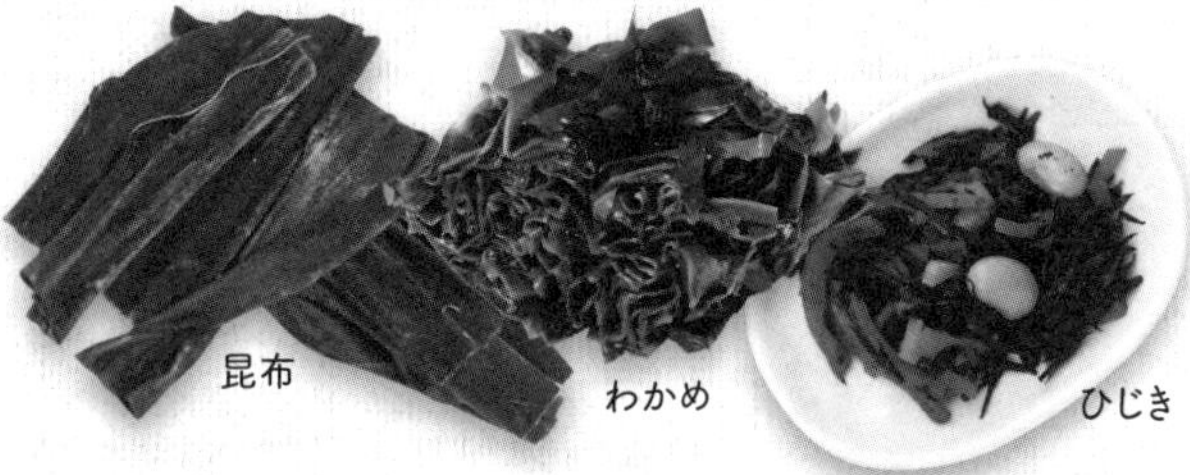
昆布
わかめ
ひじき

おすすめ食材 3 野菜

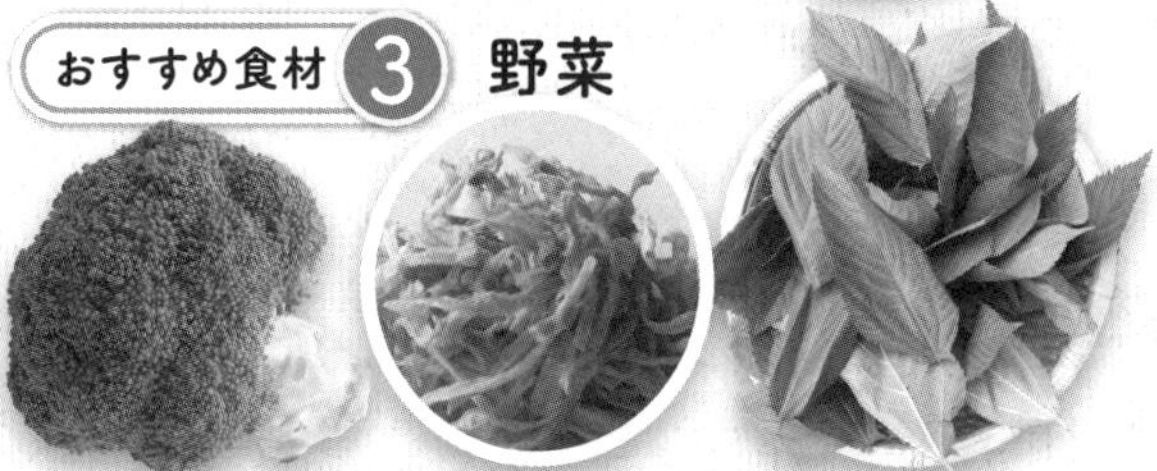
ブロッコリー
切り干し大根
モロヘイヤ

体の「SOSサイン」。ひと息つこう

風邪を引いてノドの粘膜や扁桃腺が腫《は》れたり、アデノイドになったときに、声がかれます。風邪を引かなくても、忙しいあとには声がかれることがよくあります。ほかには、お酒をたくさん飲む人は体験していることと思いますが、二日酔いのときも声がかれます。

要するに、体調が万全でないときに声がれします。**声がれがしたら、少し体に異常が起こっている**のだ、と自覚を持つことが大切です。

粘膜が腫れるということは、熱が出たりしている状態です。つまり、粘膜の傷害を回復させるステップとして腫れが出ています。この腫れによる声がれのあとに炎症が起こって治るわけです。

したがって、声がれを風邪薬に入っている消炎鎮痛剤で止めるのはプラスにはなりません。むしろ体を休めたり、**お風呂に入って血流をもっと増やして修復を促《うなが》す**ことが大切です。

風邪薬を飲んで抑えようとすることは、かえって回復を遅らせることになります。

また、食べ物に関しては、野菜はビタミン類の宝庫で、食物繊維が豊富で腸内環境を整えてくれます。その野菜類が苦手でも摂ったほうがよいのですが、健康でいられるうちは偏食はやめられないでしょう。

本当に深刻に考えるようになるまでは、偏食は治らないと思います。

体に出る前に、早く野菜の必要性に気づいてほしいと思います。

週に3回は、お風呂にゆったり浸かろう

鼻づまり

「甘いものを控える」と、鼻がスッと通る

昔の子どもたちは、よく青ばなをたらしていました。ひもじさなどのストレスで血液中の顆粒球が増えるため、副鼻腔《ふくびくう》にいる常在菌と反応して化膿性の炎症を起こし、青ばなが出ていたのです。

今の子どもたちからはこんな症状を見かけません。扁桃腺を腫らしたり、アデノイドになる病気が多いです。つまり、リンパ球の過剰反応による病気です。

これは運動不足で、お菓子に目がなくジュースや甘い缶コーヒーばかりを飲んでいるという偏った生活が原因です。**副交感神経優位に傾き、リンパ球が過剰の状態**になってしまうのです。それで風邪を引いたとき、リンパ球の過剰反応が起き、鼻炎や鼻づまりが起こります。

また、ストレスがあると、血管が縮《ちぢ》まります。リンパ球がそもそも多い人は、ストレスから解放されるときに縮まっていた血管が開く力が強くなり、それで粘膜が腫れて鼻づまりになります。

この鼻づまりを治すには**甘いものを好む食生活をやめ、運動して体を鍛える**など、日常生活の偏りから脱却して、リンパ球の過剰反応を防ぐことです。そうすると、自律神経のバランスが正常に戻り脱却できます。

また、子どもがよく鼻血を出すのにも理由があります。

「子どもの鼻血」はストレスのサイン

子どもが朝起きたとき、これから運動会が始まるとか、遠足があるとかで興奮したとき、ピッと鼻血が出たりします。これは血管が開いたときにストレスが加わって、興奮したりする。それによって血管が開きすぎて出血するという状態です。

あまりに頻繁に出るときは、鼻血が出る前にストレスがなかったか、ストレスに過敏に反応するようなリンパ球体質になっていないかを考える必要があります。

お風呂で体を温めれば、薬はいらない！

職場で忙しく働いているときは何でもなかったのに、家に帰って、ほっとしたとたん、頭がズキンズキンと痛み出す。

なぜこういう頭痛があるのか――理由があります。

ストレスを受けると血管が締まり、血流が悪くなる。そのままだと体が危険なので、血管を開いて血流不足を補おうとする。

ズキン、ズキンと痛むのは、脈拍に合わせて血流が回復する状態なのです。したがって、たいていストレスから解放されたときに、頭が痛むわけです。

つまり、**頭痛はストレスから解放するためのいい現象**なのだと理解することが必要です。難しいことですが、痛みが出ることは治ることだ、と喜ばなければダメだったわけです。悪いのはストレスなのですから。

しかし、現実にはせっかく解放されるこの反応を、悪いことだと考えて薬で抑えようとします。消炎鎮痛剤（痛み止め）は、血管を締める薬です。

ストレスによる血管収縮から逃れるために血管が開き、頭痛が出る。それなのに、今度は薬を長く飲んでいると、薬が血管を締めて血流不足にしてしまいます。

そのため、薬が切れたときに一気に血流が回復して痛みが出る。

つまり、**ストレスが薬に置き換わるという悪循環**です。実際に薬をやめると、これまで抑えつけていたものが爆発するので、2～3日の間はすごくつらくなります。

そのつらさに耐えるためにできることの一つは、お風呂にゆっくり入ることです。お風呂に入ると血管が拡張して、早めに回復反射が進むので治りが早くなるのです。

入浴に限らず、体を温めることが何よりも大切です。生理痛の場合にも同様に考えるといいでしょう。

薬を飲むと、かえって痛みが増幅する⁉

肩の筋肉を刺激して、血行をよくしよう

働く世代を中心に、肩こりに悩む人は、非常に多いです。

根本的に肩こりは、**筋肉の使いすぎ**が一番の原因です。細かい活字やパソコンの画面は、上半身、首と関節の姿勢を固定しないと見ることができません。そのときにすごく肩の筋肉を使い、筋疲労が起こることで肩こりになります。

とくに、なで肩で肩の筋肉が足りない人は、同じ負荷がかかったときにほかの人より筋疲労を起こしやすいので、ふだんから軽いバーベル（1キロなど）を使って肩の筋肉を鍛えたり、関節を丈夫にしておくことです。夜、寝るときに横を向いて、どちらか一方の肩を下にして寝る「片寝《かたね》」をやめることも大切です。

肩が痛い最中は、一時的に安静にしないといけません。痛みが出ているときは、

炎症が起こり、血流が増えている状態ですので、安静にする必要があります。

しかし、痛みがおさまり、修復を自らの力で起こす段階のときは、安静状態はよくありません。血流が止まってしまうからです。たとえば、骨折をした際、初期にギプスをすることは必要ですが、ずっと安静状態にしていたら筋肉も骨も弱ってしまいます。ある時期からはギプスを外して、リハビリに入ることが大切なのです。

五十肩は、とくに横向きで寝るクセがある人たちが肩関節に血流障害を起こすことで発症している場合が多いです。右を下にして寝る人は右肩がおかしく、左を下にして寝る人は左肩がおかしくなります。

夜、寝るとき「片寝」をやめることも大切

50代あたりになると、だんだん血流が悪くなってくるので、意識して横向きで寝ることをやめ、あお向けで寝るようにするのがいいでしょう。もしなったときは、少々痛くても**動かせる範囲で関節を動かして、血流をよくして修復を促す**ことです。あまりに安静にしていると、かえって治るのに時間がかかりかねません。

「湿布薬」より「免疫力」に任せる

腰痛やヒザ痛で特徴的なのは、一所懸命何かをやりすぎたときにはすぐ痛みが出ず、少し休んだときに痛みが出ることです。

無理な姿勢を長時間続けると筋肉に血流障害が起こります。そして、その無理をした状態から休んだときに、**副交感神経が優位になるために血管が拡張し、血流が増えて痛みが出る**のです。そして、だんだん腰のまわりの組織、とくに椎間板《ついかんばん》が血流不足で潰《つぶ》れていきます。

すると、ここに出入りしているいろいろな神経が圧迫されるために、手足のしびれが出てきたり、椎間板ヘルニア、腰椎《ようつい》すべり症まで進むこともあるのです。

つまり、腰やヒザに痛みが出たというときは、体に、無理をしたり、あるいは自分の体重に負けて**筋疲労を起こしたところから回復が始まったサイン**ということになります。

ところが、このときに痛いからと冷やしたり、湿布薬を使ってしまいがちです。そうすると、一時的に血流は止まるのでラクになったように感じます。

しかし、これでは疲労が根本的に回復しきれません。**薬が切れたときに、また回復反応が起こって痛みがぶり返す**のです。

なぜ、すぐ湿布薬に頼ってしまうのでしょうか。

それは血管を拡張する物質と痛み物質が同じだからです。具体的にいうと、プロスタグランディンというホルモン様物質がはたらき、血管を開いて血流を増やします。疲れた筋肉に血流を送って癒《いや》している状態です。

また同時に、このプロスタグランディンは痛みをつくる物質でもあるので、痛みを一緒に出して、「無理をするな」というシグナルを出してくれてもいるわけです。

そのシグナルを「プラス」と考えず、「痛いことは悪い」と考えてしまうと、湿布薬で止める治療に入ってしまうわけです。

最近は、プロスタグランディンの産生阻害効果のある消炎鎮痛剤の入った湿布薬の広告が多く見られます。しかし、それがために腰痛やヒザ痛が根本的に治らなくなっています。

一般の人だけでなく医師でさえ、痛みを消すことが医療だと勘違いしているのが現状です。無理をして筋疲労したときに筋肉に血流障害が起こり、そこから脱却するために血流が回復しようとして痛みが出ているのだと考え、**「痛みを喜ぶ」くらいの感覚を持つことが必要**です。

したがって、根本的に治すには、お風呂にゆっくり入ったり、ちょっと軽い運動をして、血流を増やさないといけません。昔の人は、忙しい時期を過ごしたあとは湯治に行ったりするなど、血流を増やすことを実行していました。

今の人は冷やすことでわざわざ治らなくしています。冷やすのではなく、温めて治す。そういう感覚なら、腰痛やヒザ痛で苦しんでいる人の半分くらいは、すぐ治ると思います。

理想的には、腰痛が出る原因である独特の姿勢や、腰に対する負担が多い生活を改善することです。あるいはふだんから、体操をするなどして血行をよくし、そのストレスに打ち克てるようにする。あとはそのくらいの負担をはねのけるだけの筋肉を鍛えることです。

この神経圧迫が決定的に進んでしまったときには、その圧迫を取る手術をしてうまくいくこともあります。

しかし、いくら手術の技術が進んだとしても生き方の改善がないと、また負担が重なって再発につながります。ほかの病気もそうですが、腰痛の成り立ちを根本的に理解することが治すために必要なのです。

ヒザ痛の場合は、**筋力が少ない**か、あるいは体重が重すぎることによって**筋肉に負担がかかりすぎている**場合に起きてきます。

ヒザの痛みを訴える中高年の女性を見ると、みな一様にふっくらしています。太っているために、動くのが面倒くさくなり、散歩も運動も滅多《めった》にしなくなります。

しかし日常生活上、買い物には行かなくてはならず、ちょっと出歩いたりしたときに、ヒザに負担がかかり痛みが出てしまいます。

つまり、ヒザが体の重みを支えられなくなっているわけです。だから、体重を落とすことと、筋肉を鍛えるという両方の努力が必要になってきます。

今持っている筋肉と体重との関係で、ヒザ痛が起こることを理解しなければいけません。

痛い最中はあまり負荷をかけられませんが、ヒザを重力がかからない状態で鍛えることはできます。たとえば、寝ながらヒザの屈伸をするといった程度のことでも、効果的だと思います。

体の痛みは「無理をするな」というシグナル

腹痛

痛みは「体を癒すステップ」。安静にしよう

腹痛はそもそも「体を癒すためのステップ」です。悪いことではありません。

腹痛の原因は、まず最初に何らかのストレスがかかること。その**ストレスから逃れようとする体の反応が痛みとなってあらわれる**のです。

そのため、腹痛が出たり、下痢をしたあとは、案外、気持ちがサッパリするものです。低体温の人でも体温が1度くらい上がって、正常の体温に近づきます。

すごい腹痛のあとは、何か体がポカポカした経験があるでしょう。

ただ、たびたび腹痛になるのなら、その原因を探ることが必要です。たとえば、心配ごとを抱えているとか、冷たいものを多く飲む傾向があるなど、体に何か負担になるようなことをしていないでしょうか。

腹痛自体を不安に思う精神的なストレスが、引き金になっている場合もあります。
腹痛は**「ストレスから解放される最高の手立てだ」**と理解することです。痛んだり、下痢をしたり、腫《は》れたりすることは、病気から逃れるための大事な力になっているのです。

ジンマ疹《しん》もそうです。

私も40歳を過ぎた頃1年間、夕方や布団に入ったあとジンマ疹が続きました。その原因はストレスからでした。

なかなか教授になれないというつらい時期だったのです。体を温めて治そうとすると血流が増え、一瞬の間にジンマ疹の水ぶくれが出て、とてもかゆかったことを覚えています。

ストレスのせいだとは薄々気がついていましたが、やはり、教授就任が決まったら途端に治りました。

「何とかなるさ」と気楽に構えてみよう

便の色で「腸の具合」をチェックしよう

20代、30代で便秘気味になるのは、仕事の忙しさや心の悩みによって交感神経が緊張状態になっている可能性があります。

私たちの消化管活動は副交感神経が支配しているので、**ストレスがない人は1日1～2回の便通**をきちんと確保できます。

しかし、忙しさや心の悩みがあると、交感神経が緊張状態になり、毎日1回の便通までたどり着けないのです。

私たちは自律神経のバランスで生きています。日中活動するのが交感神経支配で、休むのは副交感神経支配です。

消化管活動は副交感神経の支配になっているので、ものを食べたあとは、気分がゆったりします。基本的に消化管を長くはたらかせるようなものを食べると、副交感神経支配のリンパ球数が上がってきます。

私たちは肉類や甘いものを食べたときは、すぐに消化吸収できるため満足感があります。しかし、消化管を動かす時間は短いので、あまりリンパ球数を上げる力にはなりません。

ところが、**野菜や海藻**、**キノコ**、**未精白の穀物**《こくもつ》、また、それらを混ぜたものを摂ると消化吸収に時間がかかり、消化管がはたらく時間がすごく長くなります。免疫力を上げるのは、そのような食べ物です。

あとは**山菜類がいい**でしょう。**一番リンパ球を増やす**からです。山菜類には食物繊維、とくにセルロースが多いのです。

セルロースは糖からできていますが、不消化多糖といって、私たちの腸の中の酵素では分解できません。そうはいっても糖は糖なので、何とか消化しようと一所懸命に消化管がはたらき、結局は消化しきれなくなります。

最終的にはそのまま便の量を増やしながら出ていくのです。こうなると、腸内細菌が増えて酸性になり、腸内で腐敗が起こらなくなります。pH7が中性というところで、腸内がだいたい6〜6・5くらいのpHになると、かなり酸性状態です。

逆に肉類を考えると、みな消化吸収されてしまうので便の量が少なくなります。さらに消化管を刺激しないで停滞しやすいため、そこで腐敗していきます。

便秘がちな人や肉類が大好きな人の便は、便の量も少なくなり、腐敗臭のある便が出ます。これはpH8くらいのアルカリ性です。

また、便の色は黒、焦げ茶色、黄色みを帯びるものがあります。黒い便は、pHが8くらいでアルカリ側になり、悪臭が出るという感じです。

肉好きな人の便は黒っぽいし、**野菜や海藻、キノコが好きな人は、便の量が増えて黄色みを帯びてきます**。その真ん中が焦げ茶色という感じです。

焦げ茶色は、pHが7くらいですが、強い悪臭は少なくなります。

ちょっと黄色みを帯びて便の量が多いというときは、乳酸菌やビフィズス菌が腸内で増殖しており、pHがだいたい6くらいまで下がっています。これは腐敗のないよい便の世界です。

何となくストンと出るし、いい感じだなというのが自分でもわかるので、それが目安でしょう。

便秘薬は原因を追究した上で使用しないと、根本的な解決にはなりません。とくに高齢者の便秘は、痛み止め薬などの使用で起こりやすくなります。

腰痛や頭痛のための薬、いわゆる消炎鎮痛剤は交感神経を刺激するので、激しい便秘をつくってしまいます。なるべく控えたほうがいいでしょう。

山菜をたくさん食べる人は便通がいい

2章

免疫力を上げれば、アレルギーは怖くない！

「リンパ球を増やす食事」をやめよう

花粉症で苦しんでいる人がたくさんいます。

現代のように豊かに暮らしていると、日々の生き方も穏やかになります。こうなると、体の中では自律神経のうちの副交感神経のはたらきに支配されることが多くなり、血液中にはリンパ球が増えてきます。

季節の変化も大きな原因の一つです。寒くなると、交感神経緊張状態になって血管が収縮し、がんばろうとしますが、だんだん陽が長くなり気温が上がってくると、副交感神経優位の体調になります。この流れに傾きすぎると、リンパ球は副交感神経支配なので、逆に、**さまざまな刺激に過敏に反応して花粉症もひどくなる**のです。

具体的には、リンパ球が45～50％レベルまで上がり出すと、過敏体質になります。

普通の人であれば反応が出ないような花粉の量でも反応するのでつらいでしょう。

花粉症がひどい人は、**食べすぎや甘いものの摂りすぎ**、**運動不足**といった副交感神経優位の生き方をしている場合が多く、リンパ球が増えて悪化する一方です。

ストレスにさらされて食べざるを得ない、甘いものを摂らないとリラックスできない、ストレスに対抗するために必要な運動をする機会も少ない……理由はさまざまでしょうが、春先は寒さもゆるみます。ぜひ、朝からラジオ体操をしたり、散歩をしてみましょう。リンパ球のレベルが下がり、症状は起きなくなってきます。

また、あまり薬に頼らないことも大事です。抗ヒスタミン剤やステロイド剤を使うと、一時的にはラクですが、抗原を外に出す反応を止めてしまいます。そのために薬が切れたとき、症状がもっと強く出るといった悪循環に陥《おちい》ることが多いのです。

鼻水、くしゃみは抗原や花粉を体外に出すための反応なので、「出るものは、まあいいか」と受け入れるくらいでちょうどいいと思います。

気楽に「ラジオ体操」を始めてみよう

アトピー性皮膚炎

ステロイドに頼る前に「これ」

今、日本人の子どもの3人に1人が「アトピー性皮膚炎」といわれています。

ところが、30年以上前の日本ではほとんどこのような症例がありませんでした。

どうして今、子どもの患者がどんどん増えているのでしょうか。これは日本の豊かさが関係しています。

昔は寒さやひもじさで交感神経が緊張状態の子どもがあふれていました。

それがだんだん暮らしが豊かになってくると、寒さ、ひもじさから脱却するどころか、お菓子やジュースをいつでも食べたり、飲んだりできるようになりました。

加えて、外で遊ぶ機会があまりないので、穏やかな副交感神経優位の生き方になってしまったわけです。

この食生活や日常生活によって副交感神経優位になるために、リンパ球がハウスダストや特定の食べ物などに過剰に反応し始めたのが、さまざまなアレルギーの原因です。

つまり、運動不足や甘いものの摂りすぎなど、**生活、食生活の中に根本的な原因がある**と考えられます。

そういう基本的な問題点を改善したとき、リンパ球過剰反応の体質が改善されて、アレルギー疾患から脱却できることを知らないといけません。

この状態になったとき、抗ヒスタミン剤やステロイドで炎症を抑えると、一時的にはあたかも治ったように見えますが、抗原を体の中に抱え込んで洗い流せなくなるため、薬が切れたとき、もっとひどい状態となります。

ステロイドの場合は、過酸化脂質として皮膚に沈着します。異物として残り、さらにアレルギーを悪化させるのです。2~3年以上使うと、皮膚が赤黒い、独特のステロイド皮膚炎となって汗もかけなくなります。生理的な本来の皮膚のはたらきが失われてしまうのです。

顆粒球型　顆粒球70%以上

交感神経優位
（活動）

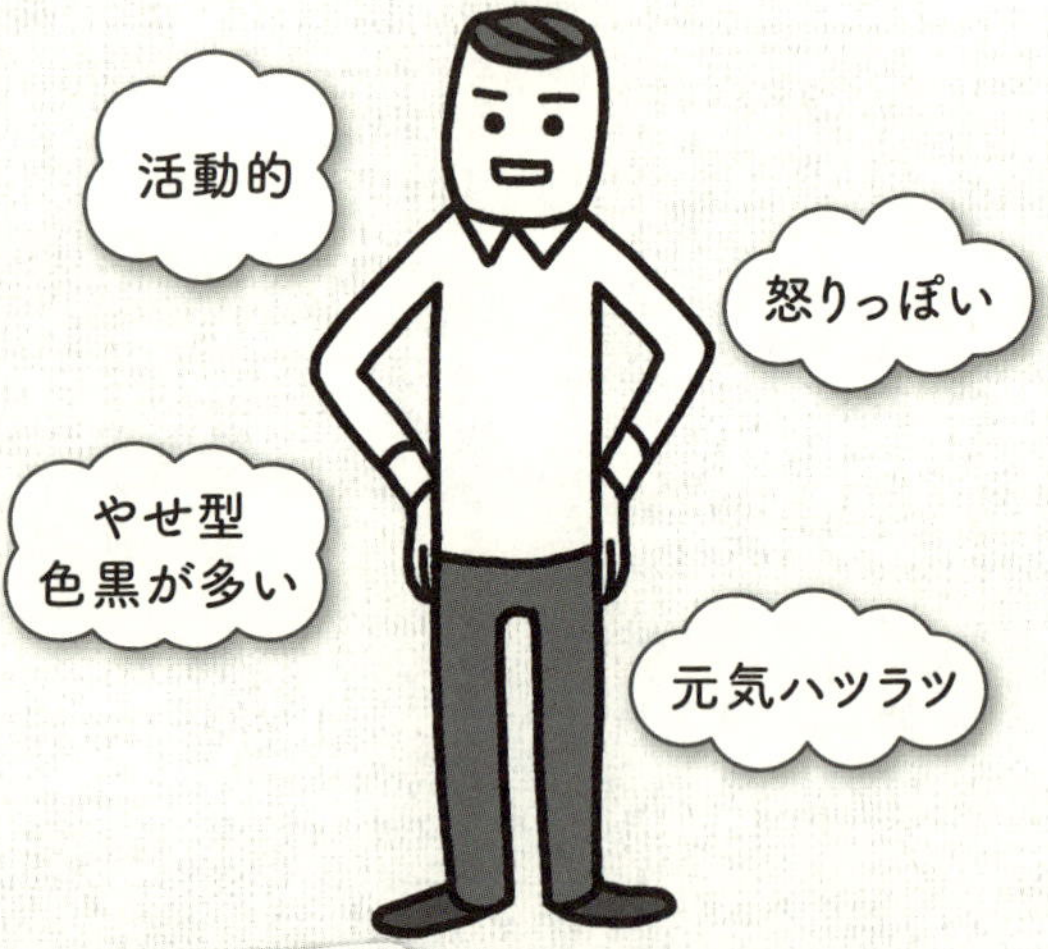
活動的
怒りっぽい
やせ型
色黒が多い
元気ハツラツ

こんな症状に注意！　体からの危険信号

- 目の疲れ、耳鳴り
- 肌荒れ
- 首、肩、背中、腰のこり
- いびき
- 歯ぎしり
- 寝違え、こむら返り

あなたはリンパ球型？　顆粒球型？

リンパ球型　リンパ球40％以上

副交感神経優位
（休息）

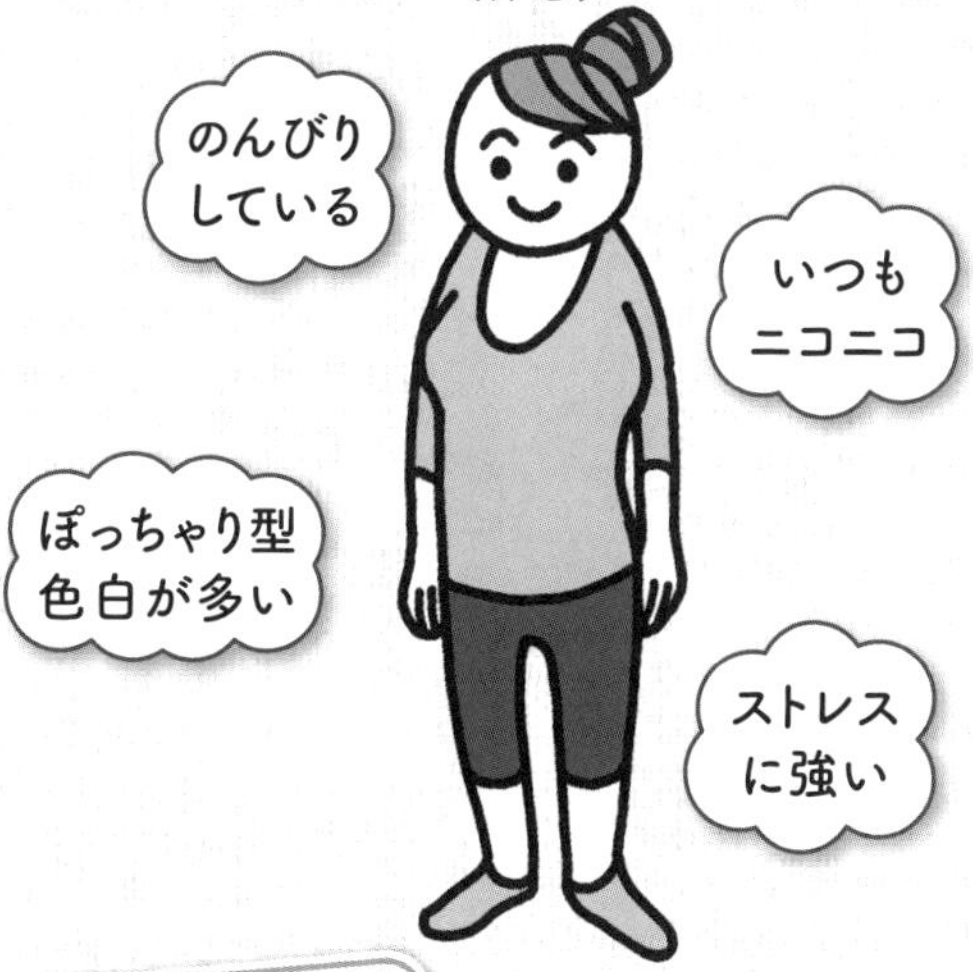
のんびり
している
いつも
ニコニコ
ぽっちゃり型
色白が多い
ストレス
に強い

こんな症状に注意！　体からの危険信号

- アレルギー性の炎症
- いびき（肥満体質からくる）
- 鼻炎
- ジンマシン
- 目やにが出る
- 足のむくみ

ステロイドを長年使って抑えていると、薬をやめたときに爆発します。

しかし、こういうアレルギー炎症は**抗原を外に出そうとするいい反応**なので、この反応を乗り越えないと健康な皮膚には戻れません。

薬をやめたから悪化した、とは考えずに、今まで抑えられていたものが爆発して、そのステップを乗り越えて、はじめて薬から離脱できるのだと考えればいいのです。

この脱却には、ステロイドを塗った期間の3分の1くらいの時間がかかります。

そのためにも、なるべく早くステロイド離脱を始めたほうがいいのです。

運動不足・食生活を見直せば「薬」はいらない！

がんばりすぎが原因。ひと休みひと休み

副交感神経に偏った人は、大人の場合は花粉症を発症しやすくなるのですが、子どもの場合はアトピー性皮膚炎や気管支ぜん息が多くなります。

大人になって気管支ぜん息を発症するというのは、身を守るためにリンパ球が多くなった状態です。

発症した時点で**背景にストレスや忙しさが必ずあります**。生き方を見直さないといけません。そういう人は、目がまわるような、びっくりするような偏った生き方をしていたりします。

また、ぜん息を薬で治そうとすると、気管支拡張剤を使います。この薬は交感神経に作用してぜん息の発作を抑えますが、同時に心拍数を増加させ、血圧を上昇さ

せてしまいます。なので、薬を使っている途中では、心臓がすごくドキドキしたりします。

ぜん息の治療を薬だけに頼ると、最後に交感神経緊張状態になり、顆粒球が増えて、さらなるストレスになります。ステロイド吸入薬も長期間使用すると免疫を抑制し、顆粒球を増やします。したがって、薬だけで病気に対処するのは危険です。

とてつもなく仕事が忙しかったり、あるいは食生活が乱れてぜん息症状が起こるのですから、まずは、**運動不足の解消**と**食生活の見直し**という基本的なことに取り組むことです。

あまり運動の機会がないのなら、乾布摩擦《かんぷまさつ》をするだけでもいいでしょう。

朝、冷たい空気のもと、乾いたタオルなどで皮膚を摩擦する――。乾布摩擦は、寒い季節にやり続けるには、強い信念も必要な上、同時に体も鍛えられるので、すごくいい方法です。

毎朝、乾布摩擦をしてみよう

過敏な反応を起こす「引き金」は何？

金属アレルギーかどうかは、二つの問題点を確認しなければなりません。

まず自身が、普通の人が反応しないような金属に反応してしまうアレルギー体質かどうか。

もう一つは、それを引き金にするような生活上のストレスがあるかないかを知ることです。

自律神経のうちの副交感神経優位に偏り、リンパ球がとくに多い人は、アレルギーを起こしやすい体質です。

ストレスを感じたときはリンパ球が少なくなり、落ち着いたときにはリンパ球が多くなります。その揺さぶりで、リンパ球が増えたときにアレルギー症状が出るのです。

対策としては、まずは**ストレスを改善すること**です。

しかし、ストレスを強く感じている人は、ストレスから解放されるために甘いものを食べてしまいます。そこで甘いものを摂れば摂るほど、リンパ球がますます増えてアレルギー体質をより助長してしまうのです。

実際に、金属アレルギーだけでなく電磁波過敏症や低周波過敏症、化学物質過敏症など、強い過敏反応を示す人は、ストレスに耐える力が弱いため、甘いものを食べたり、ジュースを飲んで身を守っています。

人と違う偏った生活をしているなら、それを改善して脱却することが大切です。

「ストレス↓甘い食べ物」の習慣をやめる

肌は「体調を映し出す鏡」。30分早く寝よう

私たちの体に細菌が侵入すると、白血球のうちの顆粒球がたくさんつくられ、体を守ってくれます。

この顆粒球はストレスや忙しさで数が増えます。あまりに忙しいと顆粒球がさらに増えて大量に血液中に出ます。それが常在菌の棲み着いている皮膚の毛根などに炎症を起こします。「ニキビ」です。

若い人が難治《なんじ》性のニキビで悩んでいるのも同じ原因です。ふだんはニキビが出ないような人でも、夜更かしや徹夜をすると途端に吹き出物が出てきます。

消化管の活動は副交感神経支配なので、無理をしたときは消化管の活動は抑制されます。それによって便秘になります。そして、顆粒球が過剰になると炎症を起こ

し、吹き出物が出る。**便秘と吹き出物はセットでくることが多い**のです。

甘いものや味つけが濃いインスタント食品を食べると満足感が強く、ストレス解消にはいい。喫煙も、タバコに含まれているニコチンが副交感神経を刺激してリラックスします。つまり背景にストレスがあることが多いのです。このストレス状態から脱却しなければなりません。

子どもの頃を思い出すと、冬の寒い時期は、どんな子どもにもヒビ割れ、アカギレがありました。原因は寒さが一番ですが、脂肪を摂る量が少ないことも一因です。脂肪はダイエットの敵として嫌われがちですが、皮膚の保湿を維持するには、ある程度の量を摂ることも必要です。その脂を必要以上に取り除いてしまうのが石けんです。

だから、冬場は石けんを使う回数を少なくすることです。台所での食器洗い洗剤を使うときも、ゴム手袋をするなど皮膚を保護することが大事でしょう。

味の濃い「インスタント食品」を控えよう

「色白ほど肌が弱い」って本当？

虫さされにほとんど反応しないのは、色が黒くてやせ気味のタイプです。こういう人は、リンパ球が少なく反応を起こしません。

基本的に、虫さされで腫れ上がる人は、**色白でリンパ球が多いタイプ**です。

こういう人は、腕がさされたら裏側まで腫れてしまうほど、虫さされにすごく反応します。また、リンパ球が多いので、紫外線で腫れ上がったり、寒さでくしゃみが出るなどいろいろなものにも過敏になります。

だから、もし食生活で甘いものを摂りすぎているようなら注意を払うこと。甘いものはリンパ球を増やす力があるからです。あと、ストレスを受けたときに、いつも食べて解消をしている人もリンパ球が増えます。

虫さされのほかに、肌のトラブルにはあせもやとびひがあります。

基本的には、あせももとびひも、**「体の戦う力」としての反応**です。汗をいっぱいかけばあせもが出るし、ブドウ球菌などの細菌が入ってくればとびひになります。

しかし、それをくり返すのであれば、戦う力がなかったり、リンパ球過剰のため自律神経のバランスが崩れていると思わなければいけません。

もし、あまりにひどいのであれば、甘いものやお菓子が好きなどといった食生活に偏りがないかを見る。現代は甘いものを摂る機会が多すぎるのです。

甘いものはリラックス体調をつくりリンパ球を増やすので、病気が過剰になる傾向があります。油断をしてはいけません。

食生活を見直せばリンパ球は減らせる

日焼けは「体にいい」？「悪い」？

日本人は、黄色人種です。黒人のように紫外線に強いわけでもなく、白人のように極端に弱いわけでもありません。

アメリカやカナダなどに住んでいる白人は、本来、紫外線の弱い寒冷地、イギリスに適応した民族が、紫外線の強い温暖の地に移住したので、紫外線に過剰に反応しやすいのです。

ところが、日本人はそもそも黄色人種で、強い紫外線のところで進化した民族なので、白人に合わせた紫外線の害をいい立てると少し行きすぎになります。

太陽から出ている紫外線は、シミやシワができるとか、皮膚がんにつながるなどといわれて悪者にされがちですが、悪者ばかりにするわけにはいきません。ジリジリしてつらいというほど太陽に当たっては危険ですが、**ほどほどであれば健康維持のために必要**です。

実際に太陽に当たっていない人は、皮膚の弾力が何となく少ないという独特の不健康な状態になります。ところが太陽に当たったあとは、赤みを帯びてきたり、血色がよくなって新陳代謝が高まり、ビタミンDが出ます。

このビタミンDは骨量にも影響しているので、骨粗鬆症《こつそしょうしょう》になるのは、あまり陽に当たらないことが原因ともいえます。

私たちが夏には海水浴やプールに行って、太陽の光を浴びることは健康にとって大切なのです。

私がちょっと「日焼け」しているのは、新潟の海で泳いだりしているからです。1年に1回は日焼けをしておかないと、健康は維持できないと考えています。

ただし、黄色人種である日本人も、色が黒っぽい人もいるし、色白の人もいます。とくに日照時間が短いところは、メラニン色素の合成がそれほど刺激されないので色白の人が多い。そういう人が強い日差しを浴びたときに、メラニン色素ができておらず紫外線をたくさん浴びるので、紫外線アレルギーになってしまいます。

そもそも肌の色が黒っぽい人は、リンパ球が少なめです。色白でふくよかな人は副交感神経が優位でリンパ球が多く、紫外線を強く受けやすいので、さらに反応してしまうのです。

もし、色白であれば、日差しの強い季節にさしかかったら、日傘を差したりしながら徐々に太陽に慣れていくことです。

適度な太陽光は皮膚や骨の健康をつくる

水虫、水イボ

たまには、土の上を「ハダシで歩こう」

水虫は、だいたい梅雨の頃に出て、夏が過ぎると自然に消えることが多いです。日本と同じような湿度の高い東南アジアの地域などでは、靴よりもサンダル履きの人が多い。水田のようなところではほとんどハダシです。

土いじりをすると、すごく手が荒れることでもわかるように、乾燥してしまうものなので、土の上をハダシで歩いていると水虫の菌が生きることができません。**大切なのは、乾燥させること**です。そうすると、棲《す》みづらくなってそのうちなくなります。だから、水虫がある人はなるべく靴下をこまめに脱いで、乾燥させる工夫が必要です。

水イボはウイルス性の病気です。昭和20年代、30年代は大人も子どもも、みんな手足はイボだらけでした。

寒さやひもじさなどのつらさによって免疫力が下がるので、棲み着いているウイルスが暴れ出すのです。それがイボウイルスによるイボや魚の目になる。

今はこのイボが出る人がとても少なくなりましたが、たまに出てくる人は**手足が冷たく、低体温の人**です。大人であれば、つらいことがあってストレスがかかると低体温になり、それでイボが出てきます。

イボだけではなく、単純ヘルペスや帯状疱疹《たいじょうほうしん》ウイルスなどもつらいことがあると暴れ出します。ウイルスは免疫力が高いと暴れ出せないのですが、免疫力が下がるといつでも暴れ出してきます。対症療法としてイボを焼いたり、サリチル酸を含有する絆創膏《ばんそうこう》を使っていますが、それではなかなか治りません。

何よりも大事なのは、**体を温めること**です。そうすると、自然に免疫力が上がります。実際に温めると、1~2週間でイボがポロリと取れる感じです。

イボは「体を温める」とポロっと取れる

コラム

「加齢臭」が気になりだしたら

「加齢臭」という言葉があるように、最近、体臭を気にする人が増えています。もちろん、不潔にしていれば体臭は強くなります。周囲に不快感を与えるほどの体臭は、細菌の腐敗が始まっている傾向があります。

体臭はホルモンにも関係します。ハゲる人は男性ホルモンが多く、男らしい男性特有の体臭がします。腰つきが細く、やわらかい印象の人は、髪の毛が多く細くて女性的体臭がします。

しかし、ホルモンについては、女性ホルモンを補充するとか、男性ホルモンを減らす治療をしてもなかなかうまくいきません。もともと男性ホルモンや女性ホルモンは、いろいろ生理的なはたらきがあり、体臭や髪など目先のことをどうこうするというような、人間の小賢《こざか》しさで変えられるものではないのです。

体臭は異性を引きつけるためでもありますから、プラスに考えることも大切です。

3章

ストレスに強い人は、免疫力が高い！

「食事制限」より「ストレス制限」を！

糖尿病患者数は、その疑いがある人も含めて2000万人以上。もはや6人に1人が糖尿病、そしてその予備軍です。糖尿病が「国民病」と呼ばれるのも頷《うなず》けます。

糖尿病とは血糖値が異常に上がる病気のことです。

糖尿病と診断されて病院で治療をしても、「2週間で治った」「2カ月で治った」とはほとんど聞きません。

それは**現代医学が糖尿病の成り立ちを理解していないから**です。

たくさん食べすぎてインシュリンが足りなくなり、血糖値が上がって糖尿病が起こっていると考えているのです。そのために、インシュリンの分泌を刺激する薬を使用するのですが、これでは解決できません。

アメリカ人と違い、日本人で糖尿病を患《わずら》っている人の中には力士のような巨大肥満の人はほとんどいません。食べ物や食べる量が原因で糖尿病を患っているわけではないのです。

ストレスが原因で糖尿病を患っているのです。

私たちはストレスを受けたとき、副腎《ふくじん》からアドレナリンというホルモンが出ます。それによって血圧が上がったり、脈が増えて危機を乗り越えることができるのです。ところが、このアドレナリンには血糖上昇作用もあります。

だから、食生活にまず目を向ける前に、長時間労働をしていないか、あるいは職場の人間関係でいつもつらい思いをしていないかなど、**アドレナリンの分泌の過剰による糖尿病**を考えないとダメなのです。

また、最近の研究でわかってきたことですが、人でも動物でも、強いストレスを受けるとまず低体温がきます。そのあとに、高血糖がきます。

私は、冷えと糖尿病はつながっており、ずいぶん体は変な反応を起こしている、と思っていたのですが、じつはこの低体温と高血糖はすごくありがたい反応だったのです。

私たちの**瞬発力は「解糖系《かいとうけい》」というエネルギー**で発揮されます。それは酸素を使わずに、糖が必要で、血流が止まるために体温が低くなります。

実際に私たちはすごく危険な目にあったときは、血流を止めて青ざめ、低体温になって危機を乗り越えます。それが私たちの生体反応だったのです。

そういう状態は短い期間であれば、瞬発力にとってプラスになるので、危険を避けたり相手を攻撃したりするのに役立ちます。

一方、瞬発力ではない**持続的なエネルギーは「ミトコンドリア系」**でつくっています。この「ミトコンドリア系」はたっぷりの酸素と温かい血流が必要で、糖も脂肪も使って大量のエネルギーを生み出します。

しかし、私たちの心身はあまりに強いストレスがかかると低体温になります。

それが長い時間続くと、「ミトコンドリア系」は、はたらきが悪くなります。

そのため疲れややつれが出てくるだけでなく、糖などの消費が悪くなるのです。

つまり、この図式、

無理して低体温になり、翌日に疲れが残る。
←
「ミトコンドリア系」のはたらきが悪くなり、糖を消費できなくなる。

これが糖尿病のメカニズムなのです。

このとき、インシュリンは十分に出ています。だから、糖尿病は食べ物で起こるという概念を捨てないとダメだったのです。

基本的には食べ物を制限して治るという感覚が間違っているのです。

糖尿病には何よりもまず、過酷な生き方を見直すことが大切です。

自分の考え方が真面目すぎて、過酷な生き方に突入している人もいます。

責任感がすごく強いというのも危険です。あるいは、クヨクヨしていつも気が休まらないというのも同様です。

とくに働き盛りの人や30代くらいの若い人の糖尿病の場合は、仕事の量を減らして、「ミトコンドリア系」がよくはたらけるように体を温めれば、血糖値は下がり、ヘモグロビンＡ１ｃ《エイワンシー》もすぐに正常化します。

糖尿病は現代医学では持て余されていますが、「ミトコンドリア系」のエネルギー生成系という考え方までたどり着けば、治る病気であることを知ってほしいと思います。

正常よりも空腹時血糖が少し高め、あるいは、ブドウ糖負荷試験ですごく高くなったとき「境界型糖尿病」と診断されます。

糖尿病になる一歩手前、いわば**糖尿病の予備軍**です。

境界型糖尿病と診断された人の特徴は、生き方に無理があることです。

肥満からの糖尿病であれば運動をすればいいでしょう。

しかし、肥満もなく、運動もたくさんして努力しながらも境界型糖尿病の人は、

2つのエネルギー源を知ろう

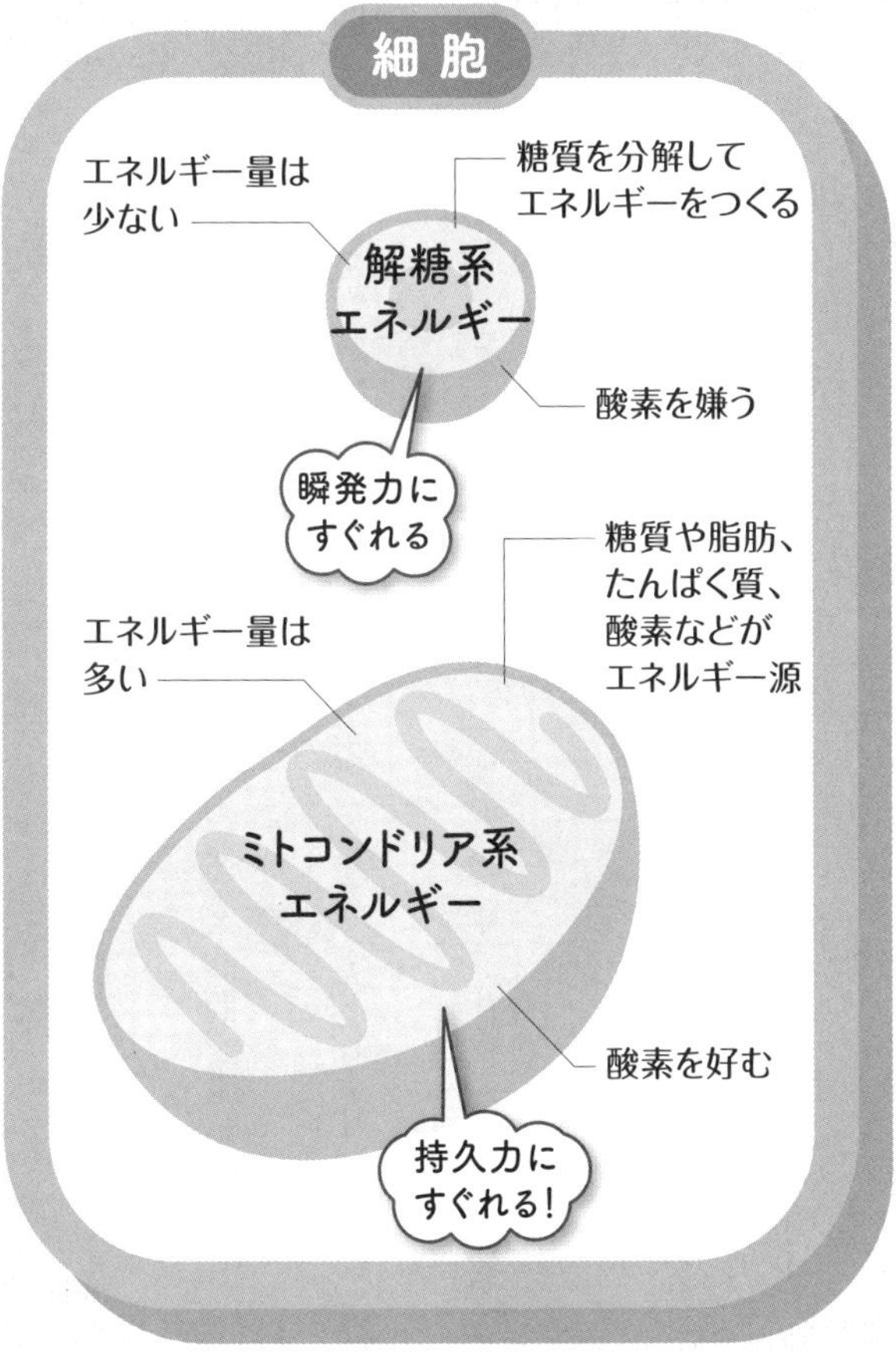
細胞
エネルギー量は少ない
糖質を分解してエネルギーをつくる
解糖系エネルギー
酸素を嫌う
瞬発力にすぐれる
糖質や脂肪、たんぱく質、酸素などがエネルギー源
エネルギー量は多い
ミトコンドリア系エネルギー
酸素を好む
持久力にすぐれる!

仕事が忙しすぎるのか、あるいは無理して運動をしているかのどちらかです。

毎日5キロ走ったり筋トレをしたりと、**運動のやりすぎは重労働と同じで、それが糖尿病につながる**こともあります。

もし、仕事がそれほど忙しくないのであれば、運動をやる時間を少し減らすと、すぐに正常値になると思います。

糖尿病についてまとめれば、交感神経の緊張状態が続き、アドレナリンが出て血糖値が上がるような、過酷な生き方から脱却すること。

そうして糖尿病を治すという考え方にスイッチすれば、糖尿病は手こずる病気ではなくなると思います。

週に1日だけノー残業デイにする

がんばるのも〝ほどほど〟がいい

甲状腺《こうじょうせん》機能の病気を患う人は非常に増えています。その原因はいったいなんなのでしょうか。

真面目で完璧主義の多い日本人に関していえば、「**がんばりすぎ**」が原因です。

私たちの体は自律神経のはたらきによって、興奮や、休息といった調節を行なっています。ホルモンも同じようなはたらきをしています。

そのホルモンの中で、交感神経を緊張させる役目を果たすのが、甲状腺ホルモンです。交感神経が緊張すると、代謝が亢進して、脈が速くなったり、気力が出たり、汗をかいたりします。

つまり、甲状腺ホルモンがはたらいたときに、私たちは活発になったり、がんばることができるのです。

しかし、いつも甲状腺を興奮させるような生き方、つまり、毎日がんばりすぎていると、甲状腺ホルモンがつくられ続けてしまいます。

すると、本来休むべきときに、脈がまだ速かったり、汗をかいたり、せかせかしたりと、独特の体調が固定してしまいます。

そうして発症するのが甲状腺機能亢進症《こうしんしょう》。首が少し腫れて汗かきになり、いつもあわただしい気持ちになります。

さらに、いつも仕事に追われ、それに対応してあわただしい生き方をしている人は、バセドウ病になります。

寝つきが悪い、動悸《どうき》がする、疲れやすくなった、などはバセドウ病の初期症状です。

そんな人は、まず**ひと息つき、休日はしっかり休む**という気持ちに戻りましょう。

忙しいサイクルに入ったままだと、甲状腺ホルモンが出続け、そのままの体調に固定されてしまうからです。

逆に、忙しさの中で生きても、精神的な苦悩などが加わると低体温になります。

甲状腺ホルモン自体は体温を上昇させる力を持っていますが、何か活気がなくなって気だるくなったり、少し太り気味になります。

それは、あるところまでは甲状腺が刺激されていたのに、低体温で甲状腺機能が疲れ果てて、機能の低下を起こしているのです。それが甲状腺機能低下症です。

もっと悪くなると、橋本氏病になります。

橋本氏病は、バセドウ病とは対照的な病気で、やる気が出なくなる、物忘れが多くなる、いつも眠い、などが初期症状です。

このように甲状腺は何の理由もなく病気になるのではなく、**あまりに忙しい生き方をしたときに病気になる**のです。

これは甲状腺ホルモン自体が、代謝を亢進させて交感神経の緊張状態をつくるからです。

甲状腺機能が高まった場合、低下した場合のどちらの人も、10年、20年続いた忙しい生き方を少し見直す必要があります。

きっかけはどちらとも忙しさや心配ごとを抱えて始まるからです。

極端に進行した場合には薬も必要ですが、早めに気づいて、生き方を見直して対応することが大切です。

また、甲状腺機能低下症の場合、低体温になります。

したがって、体を温めることが必要です。

これらの病気は人間ドックを受けてわかる場合が多いのですが、一番の予防策は、**まわりの人の気づき**です。

家族や知人、会社の人などの様子が、何か息つく間もなく、1日中興奮して生きているように見受けられたら、「ちょっとやりすぎではないか」と声をかけてあげることも大切でしょう。

〝ほっと〟一息つく時間をつくろう

「脈拍の乱れ」は「生活の乱れ」がつくる

不整脈とは、心臓の心筋の血流不足による脈拍の喪失です。

簡単にいえば、心臓が血液を送り出すリズムが乱れ、**脈拍が多くなったり、少なくなったりする**ことです。

通常の脈拍は、1分間に約60回。100回以上だと頻脈《ひんみゃく》、50回以下だと徐脈《じょみゃく》と診断されます。

不整脈は、心臓に負担がかかるような生活をしていると起きます。

心臓の異変と身構えたくなりますが、不整脈は血流障害が原因の病気です。

つまり、**血流を高めれば自然に治せる病気**です。

ただし、放っておけばよくなる、ということではありません。

職場で何かつらいことがある、夜遅くまで仕事をしているなど、体に負担がかかると不整脈が出てきます。

そのほかにも、睡眠不足や運動不足、過度の飲酒、など崩れた生活リズムも不整脈の原因の一つです。

不整脈が出たときに、心臓に負担をかけているような生活をしていることに気づくことが大切です。お風呂にゆっくりと浸かって体を温めたり、ストレッチなど軽い運動をしたりと、手近な対策をしましょう。

不整脈にしても、体にあらわれる症状はすべて体からの訴え、サインです。

それに気づかず薬にばかり頼ってしまうと、ずっと治らないままになってしまいます。

体に異変が起こったら、まず生活を振り返ることが必要です。

寝る前にストレッチをして、体をゆるめよう

「食べすぎ」より「働きすぎ」にご用心！

かつて痛風は、**「美食家の病気」「贅沢《ぜいたく》病」**だといわれてきました。尿酸値が上がる肉類や白子、卵類をたくさん食べる人がかかる病気だと思われていたからです。

しかし、日本人はそれほど多く肉類や卵を食べません。実際に今、痛風を発症している人を見ると、やせている人も多くいます。

むしろ、**夜遅くまで仕事をしている人が痛風になる**例が、多く見かけられます。

ということは、尿酸値が上昇する原因の多くは、忙しさで代謝が亢進したせいだと考えるべきでしょう。

忙しくて、いつも細胞の置き換えをしている人は、新陳代謝が高まると、細胞の置き換えの速度が速まります。その使い終わった細胞の核の処理が必要なため、乳酸や尿酸が溜まります。

ただし、元気に生きている人は代謝が亢進して、体温も高く、尿酸値が正常より少々上がっても、すぐに痛風にはなりません。

ところが、そこで休まずにいつまでも疲れを残していたり、顔色が悪くなるほど無理してがんばると、今度は体温が下がります。

そうすると、高くなった尿酸が体の中で溶けきれなくなり、結晶化が起こってきます。尿酸の結晶は、針のように尖《とが》っています。

足の親指の関節や冷えやすい場所に結晶ができると、それが神経を刺激し激痛が走るのです。

「**忙しい↓尿酸値が上がる↓低体温↓痛風が発症する**」という図式が、今の痛風の起こり方です。

現代医療では、一般的に痛風に対して、尿酸の代謝阻害剤という薬が出されます。

これはどんどんつくられる尿酸の代謝を止めようという薬です。それに加えて急性期には痛み止めの薬も出されます。

ところが、この二つの薬は、あまり根本的な治療になっていません。過酷な生き方のために尿酸がどんどんできているのに、その処理が薬で止められると、かえって別の体調不良が出てきます。

また、痛風の治療剤の解説には、この本の1ページで書ききれないくらいの副作用が記載されています。

たとえば、核酸の代謝という人間が生きていく上で根本的なところに作用する副作用もあるので、長く飲むと危険なのです。

痛み止めはプロスタグランディンという血管を開いて血流を増やす痛み物質を止めます。そのまま長い間使うと、今度は冷えがきます。

だから、一時的な激痛のとき以外に、慢性的に使うのはよくありません。

薬に頼るのではなく、まずは**自分の過酷な生き方を見直す**ことから始めることが必要なのです。

最高の贅沢は、自分の体を休めること

痛風

月経前症候群

月に一度の「休養日」。無理しないこと

月経が起こる1～2週間前の、イライラ、腹痛、眠気、頭痛など、さまざまな不快症状。それが月経前症候群です。

じつに女性の約9割がその症状を経験しているともいわれています。

本来、月経は自律神経の揺さぶりを起こしながらサイクルしています。

それによって体温が高くなったり、低くなったりするのをくり返しています。

普通のサイクルだけなら、どの女性もその範囲内で身を守る力を持っています。

ところが、そこのところに夜更かしや仕事の忙しさなど、別のストレスが加わって自律神経が揺さぶられると交感神経の緊張が起こります。

その負担から月経前症候群や生理痛、体調不良に見舞われるのです。

そんなとき、女性は甘いものを食べてバランスを取ろうとします。甘いものはリラックスの副交感神経を優位にするので効果的です。

しかし、それで対応できないほどであれば精神的にもつらく、病的になっていきます。

そういったときには、とにかく**「無理しないこと」**が大切です。のんびり体と心を休めるタイミングがきたのだ、と前向きに考えましょう。

むしろ、月経前症候群に見舞われたら、無理をしている生活スタイルを見直すきっかけになったと思えばいいのです。

アロマオイルを焚いてリラックス

免疫力を高めて「沈黙の臓器」を守る！

肝臓は「沈黙の臓器」と呼ばれています。多少具合が悪くなっても自覚症状がほとんどないからです。

肝炎には、おもなものとして「劇症肝炎《げきしょうかんえん》」「自己免疫性の肝炎」がありますが、じつは、これら二つの病気の**発症原因は同じ**なのです。

・劇症肝炎――私たちの白血球、その中でもとくに顆粒球は、興奮すると増えるようになっています。興奮というのは、たとえば手足が傷ついたとき細菌が侵入するので、顆粒球を増やし防御しようとするための反応です。

しかし、私たちはあまりに強いストレスを受けると、顆粒球が過剰反応を起こし、逆に自分のさまざまな組織を破壊します。その流れで劇症肝炎が起こります。
また、黄疸《おうだん》が出たり、GOT/GTPの数値が数千に上がるような劇症肝炎は、それ以前にすごく忙しかったり、つらい目にあってストレスを抱えたときに発症します。

・自己免疫性の肝炎――肝臓の破壊が慢性的に続いたときに起こります。壊れた肝細胞の中にはいろいろな細胞の成分、核やエネルギーをつくるミトコンドリア系などがあるので、そこに自己抗体ができるわけです。
本来、自分の身を守るための抗体が、肝臓の細胞を攻撃してしまうのです。

つまり、**劇症肝炎は急性、自己免疫性肝炎は長く続く慢性的なストレス**で起こり、どちらもストレスに関係しています。
何の原因もなく肝炎になったと治療を開始しがちですが、ストレスが原因だとわかれば、生き方を変えることで再発をくり返さなくてすむのです。

肝炎

また、最近注目されているのが「ウイルス性の肝炎」の一つであるC型肝炎です。これは10～20年と潜伏期間がすごく長く、一生発症しないままの人もいるほどです。

では、なぜ突然十数年後に発症したりするのでしょうか。

それは、ストレスを受けて免疫力が大きく下がったためです。

つまり、**免疫力が高いうちは、ウイルス性の肝炎は発症しない**という仕組みがあるのです。

最近はインターフェロン治療などがすすめられていますが、一番の治療法は**ストレスをなくし、体を温めて免疫力を回復する**ことです。

また、インターフェロン治療には骨髄抑制作用という弱点があるため、熱心に使うと6～7割の人は免疫力低下を起こします。第一に選択する治療法ではないと思います。

湯たんぽで体を温めてみる

安保式「がんに負けない生き方」

日本人の2人に1人は、一生のうちに何らかのがんになる、といわれています。がんがそれほど身近な病気であることはもう周知のことだと思います。

では、**がんになる人の共通点**をご存じでしょうか？

がんは長い間、発がん物質による遺伝子の異常をくり返して起こる、と考えられてきました。

しかし、私は発がん物質で起こるがんはすごく少ないと思います。農薬や食品添加物などは規制がかかっているので、それが大量に襲いかかってくることはそれほどありません。

それにもかかわらず、がんになる人はたくさんいます。

がんになる人の共通点――。

それは、無理な生き方が続き、**「低体温」「低酸素」「高血糖」**になっていることです。

「低体温」「低酸素」「高血糖」は、瞬発力をつくる「解糖系」というエネルギー生成系にはプラスです。困難に立ち向かったり、一気に走り抜けたりするには有効なエネルギーです。

しかし、この状態が長く続くと、もう一つのエネルギー生成系である「ミトコンドリア系」に影響を与えます。「ミトコンドリア系」エネルギーは、「解糖系」とは対照的で持続的なものです。

どういう影響かというと、私たちの先祖細胞に寄生したときに持ち込んだ分裂抑制遺伝子がはたらけなくなり、正常な分裂細胞の中から、がん細胞がどんどんあらわれるという感じです。

この「低体温」「低酸素」「高血糖」といった内部環境の悪化は、短いスパンでは危機を乗り越えるための瞬発力をつくります。

しかし、長い目で見ると、「ミトコンドリア系」を抑制し、がん細胞の分裂を許してしまうのです。

つまり、がんは、生き方の無理による内部環境の悪化から発症する、と考えられるのです。

がんを予防や自然退縮に持ち込むには、私が考えた「**がんを治す新四カ条**」を実行することです。「低体温」「低酸素」「高血糖」「ストレス」によって生まれる内部環境の悪化から脱却する。つまり、

①体を温める。
②深呼吸をする。
③食事を工夫する。
④無理な生き方をやめる。

がん

これによって、「ミトコンドリア系」に有利で、がん細胞の分裂には不利な環境をもう一度つくり直すのです。

一つひとつ見ていきましょう。

①は体を温め、「低体温」から脱却すること。

がん細胞の分裂を抑制するはたらきがある「ミトコンドリア系」を活発化させるには、体を温めることが大切です。

たとえば、私たちは陽に当たると、すごく体がポカポカしてきます。これが「ミトコンドリア系」を活性化させます。

だから、がんになってもあまり家にこもってばかりいないで、ときどきつらくならない程度に**太陽の光を浴びることが**大切です。

また、入浴や湯たんぽを使い、いつも体を温めることが、がんを自然退縮に導く方法の一つです。

②は「深呼吸」をして「低酸素」から脱却すること。

「ミトコンドリア系」は酸素でエネルギーをつくっています。「ミトコンドリア」系に有利な環境をつくるのに、酸素は必要不可欠なのです。

しかし、私たちはつらいことがあったり無理をしたりすると、相対的に酸素不足になります。実際に顔色が悪かったり、やつれたりすることがあります。

その際に、一所懸命深呼吸をすると血中のヘモグロビンがたっぷりの酸素を運び出すので、顔色がよくなります。

それによって「ミトコンドリア系」が有利になります。

たとえば夜中、目が覚めたとき、また眠るまでの間は退屈な時間です。

そういったときこそ、深呼吸をする。ゆっくり吸って吐いてを行なうと、1分間くらいかかります。これを30回もやれば、自然と眠れます。

その間の深呼吸によって、健康な人はがんの芽がほとんど排除されていきます。有酸素ではがん細胞は生きづらくなり、分裂をやめてしまうからです。

深呼吸を1日トータルで10分間以上できれば、非常にいいでしょう。1日の中で深呼吸を何度もするというのは、すごく大切なことなのです。

③は「食事の工夫」。

ポイントは二つあります。

一つ目は、腸内環境をよくするために、**野菜や海藻、キノコ、未精白の穀物中心の食事にする**こと。つまり、**昔ながらの日本食**にするということです。

がん細胞を直接攻撃するのは血液中のリンパ球です。そのリンパ球がつくられる最大の臓器は消化管です。

したがって、がんになる人は便秘がちだったり、あるいは便の色が黒くて腐敗臭が強いなどという、腸内環境の悪化した状態が多い。

ある程度のがん細胞ができても、免疫系がしっかりしていれば排除できます。しかし、腸内環境が悪化している人は、排除に失敗してしまうのです。

そこで、ご飯と味噌汁、野菜の煮物中心の食事にしていると、だんだん便の腐敗がなくなり、リンパ球もつくられて、がんと戦う力が生まれてきます。

もう一つ食べ方で大事なのは、とにかく**野菜全般を食べる**こと。

少し難しい話になりますが、有酸素でエネルギーをつくる「ミトコンドリア系」がクエン酸回路という回路から取り出した水素を、今度は陽子と電子に分けて電気エネルギーにする過程があります。

「ミトコンドリア系」の多い場所は、電気エネルギーを使ってエネルギーをつくっているので、いつも電気が流れています。

では、「ミトコンドリア系」が多いのはどこかというと、心筋や骨格筋のうちの赤筋《せっきん》や脳神経などで、電気が流れている場所です。

この電気現象の引き金が電磁波でなされています。

たとえば、電磁波は放射線から電波までありますが、一番普遍的にある電磁波は太陽の紫外線。もう一つの電磁波は野菜に含まれるカリウムの中の0・012％に放射線を出すものが混じっています。

それが、中性子が一つ多いカリウム40で、放射線を出しながらカルシウムに転換します。その過程で出る**微量放射線が「ミトコンドリア系」を刺激**します。

3 食事を工夫する

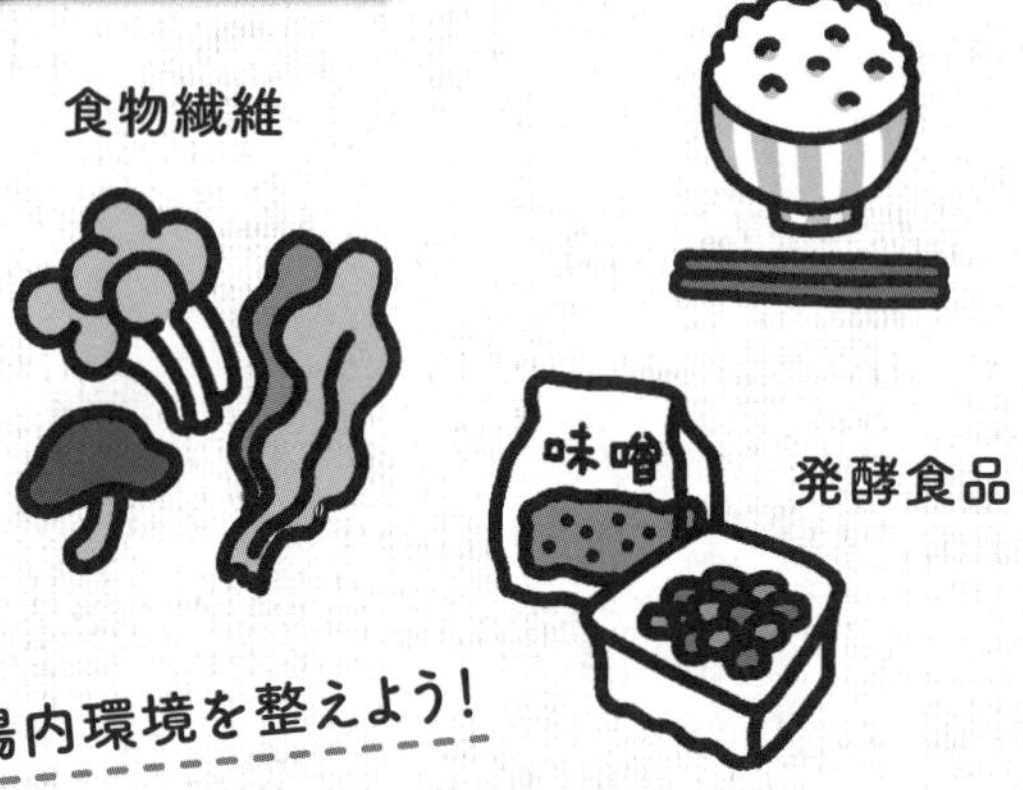

腸内環境を整えよう!

4 無理な生き方をやめる

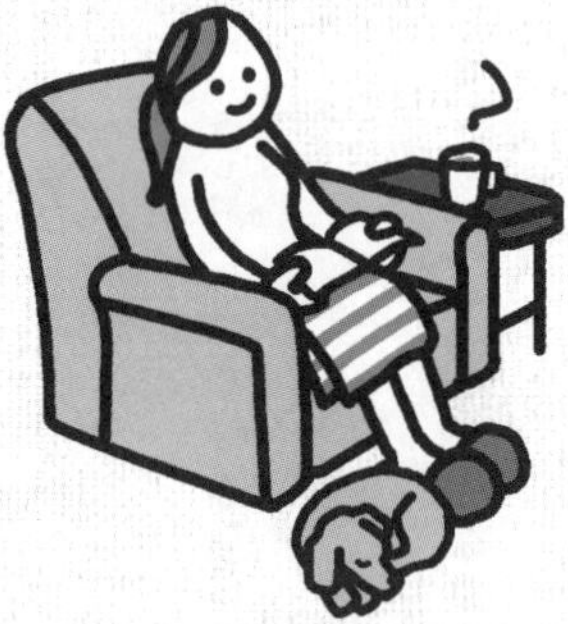

のんびりすごす時間をつくろう!

これが「がんを治す新四カ条」

① 体を温める

低体温から脱却しよう！

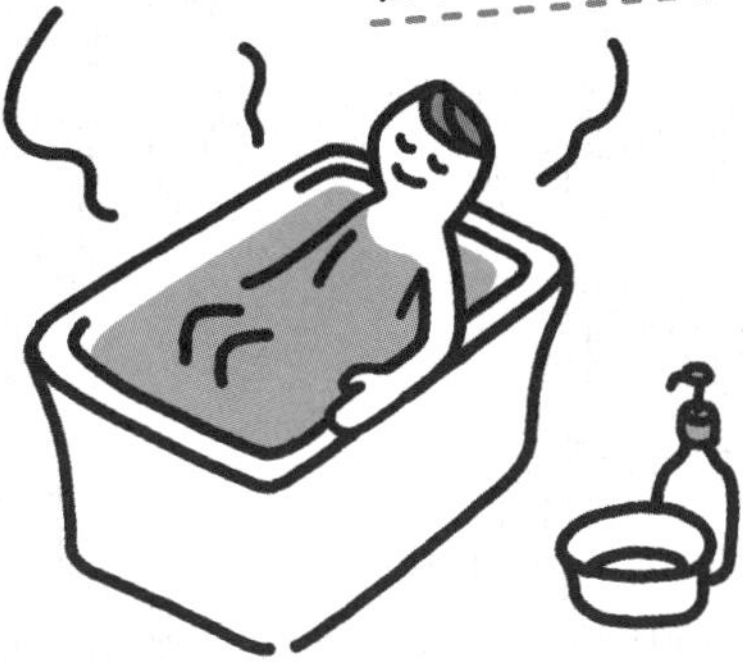

② 深呼吸をする

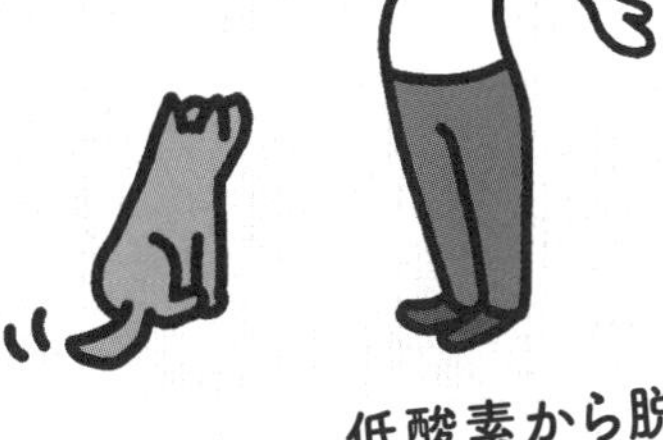

低酸素から脱却しよう！

だから、**野菜を食べると元気が出て、がんが退縮する**という流れになります。

野菜全般にカリウム40が含まれているので、どんどん摂るといいでしょう。

まとめると、野菜全般に含まれるカリウム40が、「ミトコンドリア系」を刺激し、その結果体の中が、がん細胞が生きづらい環境になるということです。

④は「無理な生き方をやめる」。

がんにならないためには、あまりにも真面目で過酷な生き方は危険だと認識しましょう。

日本人は真面目で仕事熱心な民族です。だからこそ自分の体を蔑《ないがし》ろにしがちです。疲れているな、体調が悪いなと感じたら、多少踏みとどまって病気から逃れるという考え方を持つことが大切です。

「深呼吸」プラス「日本食」で、がんを撃退!

コラム

それでも「抗がん剤」は必要か？

かつて、抗がん剤は直接がん細胞の分裂を抑制する薬でしたが、最近は分子《ぶんし》標《ひょう》的《てき》薬《やく》という**細胞の増殖関連遺伝子にはたらきかける**薬になっています。

従来の抗がん剤とは違った形のはたらき方をしていますが、新しい分子標的薬もがんにだけ効いて、正常の分裂細胞にはまったく影響しないというわけにはいきません。

だから、イレッサという薬の場合は間質性《かんしつせい》肺炎という副作用が出ました。おそらく、これからもイレッサ以外にもさまざまな分子標的薬が出てくるでしょうが、基本的に体を痛めつけるという問題は解決できません。

残念ながら人類が、がんという病気を脅威としなくなる日はおそらくこないと思います。

人間は一所懸命がんばったり、努力をして生きています。それはつまり、**がんをつくるような生き方が、世の中で活躍をすることとすごくつながっている**のです。

だから、今後も変わらず同じような原因でがんを発症していくでしょう。

もっと根本的な問題にさかのぼって、対症療法的な薬に頼らないようにすることを考えましょう。

107ページであげたように、体を温める、深呼吸をする、食事を工夫する、無理な生き方をやめる——薬に比べて頼りないように思う人も多いでしょうが、この四カ条で**がん細胞の分裂を抑制し、自然退縮に持ち込んでいく**ことが、これからの治療法になると思います。

4章

「疲れない、太らない、老けない」免疫習慣

老けない人は、どんな工夫をしているか？

「年を取ると病気になりやすい」と決めつけてはいませんか？

そんなことはありません。バランスのいい生き方をしていれば、**80代、90代になっても元気に過ごせる**ように、人間の能力はできているのです。

生きていれば、誰でも忙しい時期や心配ごとを抱える時期がどうしてもあります。

問題なのは、それにのめり込んでしまい、体を壊してしまうことです。

本当は健康のままで生きられるのに、長い人生の間に体に負担がかかることや、悩みを抱えて苦悩することがあるために病気になってしまう。

まずは、そうした感覚を持つことが大切です。

悩むことによってプラスになるのなら悩んでもいいでしょう。でも、解決に役に立たないのに、堂々めぐりをして悩むのは意味がありません。そういうときは、「もうやめよう、これ以上悩んだら危険だ」と病気を避けるようにするのです。

同じストレスが加わっても、**跳ね返す力**が強い人と弱い人がいます。それは、ふだんの体温や体を支える力が関係しています。

私たちはある程度年を取っても、能力を維持する工夫をすれば元気に生き続けることができるようになっています。

とくに高齢者の場合は、家の中でじっとしていると筋力や骨格の丈夫さが落ちてきます。体の能力が低下するので、日常の生活が負担になり、生きづらくなってきます。生活できる能力を維持する工夫が必要です。

昔の人は体を動かす機会がいくらでもありましたが、今はじっとしていても暮らせる時代になりました。だからこそ、ラジオ体操でまんべんなく体を動かしたり、散歩をしたりするのです。なるべくエレベーターやエスカレーターは使わずに、階段を昇り降りしましょう。

私は能力の維持だけでなく、新しい能力の開発にもチャレンジしています。右利きですが、左手で歯を磨いたり、字を書いたり、バッティングセンターに行けば左打ちをするなど、新しい能力を開発して**生きる力を高める工夫**をしています。

人間には「修復能力」があります。たとえば、ヒザが痛いときは温めて血流のいい条件をつくり、動かすという努力で修復させる。お風呂に入ったとき痛んでいるところを動かすなどして、修復が早めに起こるように工夫するのです。

逆に、冷やすタイプの湿布薬を使うと血流を止めてしまいます。一時的にはラクかもしれませんが、修復が遅れてしまう反応が起こり、かえってよくありません。

また、無理をすると血管収縮で顔色が悪くなるし、あまりラクをしすぎると血管が開きすぎて血のめぐりが悪くなり、免疫力が下がってしまいます。

いつ見ても健康そうでいい顔色だという感じを維持することが必要です。そのためには、偏った生き方をしないと同時に、体の能力を高めることが大切です。

たまには、おはしを逆の手で持ってみよう

「食べる量」より「ストレス」に気をつける

人の一生には「食べ方によるサイクル」があります。

若いときはたくさん食べることができます。子どもの頃は、みな比較的にやせています。成長する段階も結構やせていますが、大人になると太ります。そして、お年寄りになるとたくさん食べることができなくなります。

昨今は太ることが「メタボ」などと諸悪の根源のようにいわれていますが、**一番体を守る力が強いのは、じつは「太ること」**です。

なぜなら、私たちの消化管のはたらきが、自律神経のうちのリラックス・休息の体調をつくる副交感神経の支配だからです。

消化管がぜん動運動を起こしたり、消化吸収をしたり、最後は排せつまで進むという一連の体の活動が、副交感神経に支配されています。

私たちはストレスで交感神経が緊張の状態になったとき、**わが身を守る一番の方法は食べること**です。つまり、猛烈サラリーマンでも悩みを抱えた主婦でも、ふくよかな人たちはたくさん食べることで身を守っているわけです。

だいたい普通は、20～50代までは太る時期です。太るということは体に脂肪を蓄えることです。何かストレスがあったときに、蓄えられた脂肪をエネルギー源として使えるのです。「太っていること＝悪いこと」というイメージを持ちすぎると、行きすぎてしまいます。やはりふくよかな体のほうが、身を守る力があるのです。

しかし、あまりに太りすぎると、心臓や血管に負担がかかるので、ほどほどが肝心です。自分の体重で疲れてしまうことにもなります。息が切れるようにまでなると、そのこと自体がストレスになります。少しふくよかという程度で止めておかないといけません。

人生には太れる時期があります。せいぜい30代、40代が太れる時期です。それが50代、60代と進むと、だんだんたくさん食べることができなくなります。

おすすめ発酵食品ガイド

1 漬け物

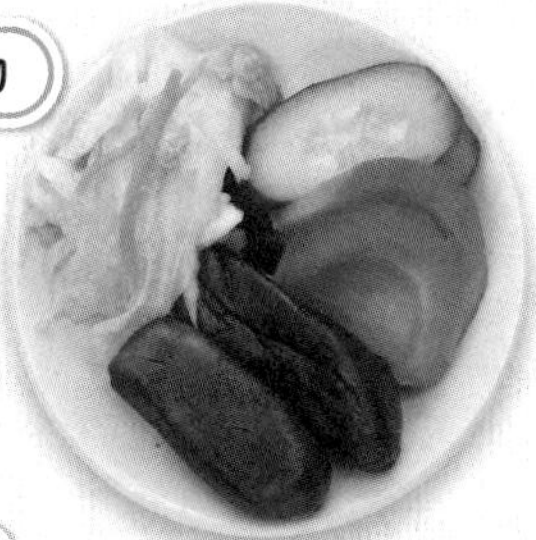

2 ヨーグルト

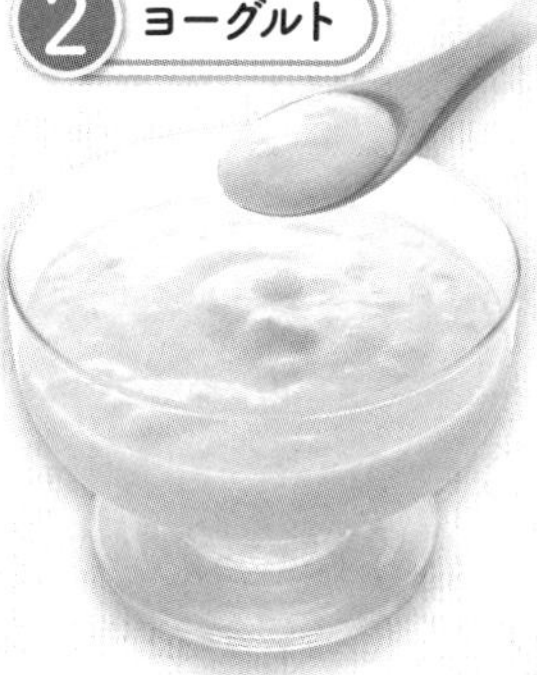

3 味噌

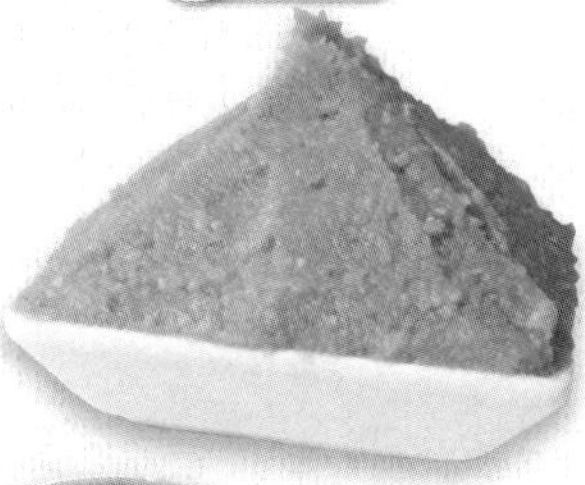

4 納豆

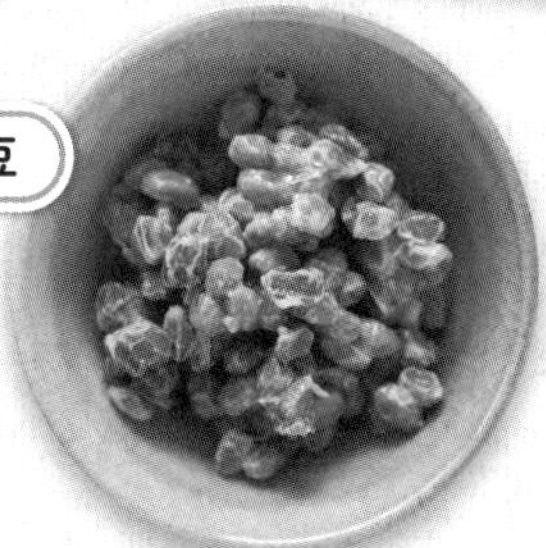

167ページでも述べますが、年を取るとエネルギー効率のいい「ミトコンドリア系」でエネルギーをつくるようになり、食べ物を炭酸ガスと水までにする効率のいい方法になるので、自然とたくさん食べる必要がなくなります。だから江戸時代の昔から、高齢者の『養生訓《ようじょうくん》』は「腹八分目」「腹七分目」ということです。

この腹八分目にするのは50代半ばからです。20代は元気よく働くときなので、一所懸命食べたほうがいいでしょう。

私は食べすぎや太りすぎで困っている人たちに**「食べる量を減らしなさい、運動をしなさい」とはすぐにいいません**。どうしてかというと、この人たちは食べてストレスを解消しているからです。本当に行きすぎになる危険から身を守るためには、ストレスのある生き方になっていないかどうかをチェックしないといけません。

後ほど詳しく述べますが、私は50代前半までずっと太り続けていました。理由は、数多くの研究をして論文を書いたり、大学院生に厳しい指導をして叱咤激励をするなど、交感神経緊張状態のストレスを日常的に抱えていたからです。

そこから身を守るために、食べてバランスを取っていたわけです。

しかし、10年くらい前から、50歳もすぎたし、猛烈に働いて論文を作成するという生き方ももういいだろうと考えました。猛烈に研究する生き方をやめたのです。

そうすると、ガツガツ食べなくてもいい生き方になりました。

太っている人たちは、太ること自体の悩みよりも、「太らざるを得ないストレス」があることを自覚して、そこから脱却してほしいと思います。

ただ、人生のある時期にストレスを感じて目いっぱい太るという経験も必要ではないでしょうか。

また、日本人は昔から野菜の煮物や漬け物などから食物繊維をたっぷり摂って、腸内細菌を育てるような食べ物で生きてきました。だから、肉食中心の人種よりも腸が長いといわれます。

年齢によって食べ物を変える必要はありません。食物繊維が豊富な発酵食品を摂って、腸内環境を整えることが大切です。ぜひ工夫されるといいでしょう。

「食べる」ことは「体を守る」一番の方法

むくみ

「無理しすぎ」「ラクしすぎ」が原因

女性を中心に、足のむくみに悩む人は多いです。

下半身に行った血流は、静脈を通ってまた心臓に戻されます。そのとき静脈についている弁が使われて心臓に戻ります。血流がしっかりしていると、体の組織にある水分を循環させたり、リンパ管で吸い上げるので、むくむことはありません。

ところが血行が悪いと、**水分を吸い上げる力が落ちてしまうためむくむ**のです。

つまり、むくむ人は仕事などですごく体にとっての無理をして循環障害なのか、またはラクをしすぎて循環障害なのか、のどちらかです。

足のむくみがひどいのは、座り仕事で足を動かす時間がない人、または花屋さんや美容師さんなどの立ち仕事の人です。

デスクワークが多い人は、1時間に1回ほどは意識的にイスから離れてトイレに行ったり、屋外の空気を吸いに出たりして、少しでも足を動かすことです。

あまりに仕事が忙しかったり、体を動かすのが面倒くさいと思う性格の人は、どうしてもむくんできます。座る時間が長い人も、立ち仕事の人も、ヒザの屈伸運動をしたり、少し歩くだけでも変わってきます。**1時間の間に5〜10分**でいいのです。

お茶の時間をうまく利用したり、ちょっと外に出て深呼吸をしたりしてもいいでしょう。

むくみを軽んじてはいけません。足のふくらはぎには、心臓へ戻ろうとする血液の逆流を防ぐための静脈弁があります。

むくみが強くなると、だんだんと足の血管が青筋を立てて浮かんできて、最後には静脈瘤《じょうみゃくりゅう》を発症してしまいます。静脈が開きすぎて、弁の作用がはたらけなくなるわけです。むくみという程度のうちに対処することが大切です。

1時間座ったら、5分だけ歩こう

最近、「がんばりすぎ」ていませんか？

目の病気になる人が増えています。高齢者だけでなく、40代、50代の働きざかりの人でも、白内障や緑内障になったりしています。

白内障や緑内障、黄斑変性症《おうはんへんせいしょう》、網膜剥離《もうまくはくり》などは、基本的にすべて原因がハッキリしています。それは**「生き方の無理」から生じたもの**です。

無理を続けると、血流が悪くなります。目のような進化レベルの高い臓器は、血流不足に弱いのです。そのため、血流が足りなくなるとタンパク変性を起こして、透明度を維持できなくなる。これが白内障です。

その証拠に、まだ50代なのに白内障になる人は、やたらと夜遅くまで働いている人だったり、年配の人の場合は、消炎鎮痛剤などの血流を悪くするような薬（ロキソニンなど）を飲んでいる人です。血圧の薬も血流を悪くするため、目にはよくありません。実際に血圧の薬を飲んで、目の病気になる人がすごく多いのです。

私たちは体の水分を全部血流やリンパの流れで回収しています。血流やリンパの流れが悪くなると、水分が溜まってむくむようになります。そのむくみが足や顔だけでなく目の房水にきたのが緑内障です。だから眼圧が上がってしまうのです。

一方、血流が悪くても、むくまない場合もあるので、緑内障になる人の多くは、眼圧が上がらない状態でなります。どちらにしても、**緑内障は血流障害による病気**だということが、ハッキリしてきました。

網膜剥離も、ボクシングのように暴力的な力を受けて起こるだけでなく、血流不足になって目の組織を維持できず、網膜がはずれるために起きます。網膜剥離になって手術をしている人は、すごく忙しい人が多いのです。

お風呂にゆっくり浸かって、血流をよくしよう

目の病気を防ぐためには、お風呂に入ったり、軽い体操をして血行をよくすることが重要です。

じつは「顔の血流不足」が歯にあらわれる

加齢とともに、気になるのが歯の病気です。

60代、70代で最初にくるのが、歯が白さを失ったり、もろくなることです。

また、歯に茶色い着色ができたり、歯ぐきの色が悪くなる人も増えてきます。

本来、血液がきちんと循環していれば、歯ぐきがピンク色で歯の組織は年を取ってもしっかりと維持されます。

しかし、血流が悪いと歯ぐきの色が悪く、歯の組織を維持できなくなり、歯周病になってしまいます。歯周病がひどくなると歯が抜けてしまいますから、入れ歯のお世話になることになります。

したがって、入れ歯になるような人は、**顔自体の血流不足**に陥っているのです。

こういう人は、目も悪くしていることが多く、総じてみんな顔色が悪いのが特徴です。歯や目、髪の毛が力なく細くなる人は、血流不足によるのです。

上半身や首の体操をやって、いつも**顔面と脳にたっぷりの血流が行けば、歯や目、髪も維持できる**わけです。

血流不足になると、歯のような「特殊化した場所」からやられてしまいます。

本来、永久歯というのは抜けるものではなく、血流が維持されてさえいれば、歯の組織も維持され、生きている限り使えるのです。

首をゆっくり回して、顔の血流をよくしよう

体温を上げて「汗をかける体」にしよう

昨今は10月でも夏のように暑い日があります。

このため、1年のうち約半年は冷房の中にいる状態で、そうなると人は、汗をかけない体になってしまいます。

汗をかく力が衰えていると、暑い屋外では体温調節ができず、むくみが出たり、代謝がよくない状態に陥ったりと体調が悪くなるのです。とくに女性は血管が細いほうなので、すぐ冷えが出てきます。

平日に強い冷房に当たったら、土日は外で運動をするなど、汗をかくことを積極的にやりましょう。そうして**「汗をかける体質」に戻す**ことが重要です。

秋になって体調不良になるのを避けるためには、発汗機能で体温を維持することです。

夏バテになる人がよくいますが、その原因は、冷たいものを摂りすぎたり、冷房の使いすぎにあります。体を冷やして暑さとバランスを取ろうとする人は夏バテになります。本当は**体を温めて発汗した上で、バランスを取らないとダメ**なのです。

健康な人は冷たい飲み物や食べ物が体に入ってきても、またすぐに自分の火照った体で体温をもとに戻せるからいいのです。でも、しょっちゅう冷たいものが入ってくると、体の温度がいつも冷たいもので調節されてしまいます。発汗の調節系がはたらく暇がない状態です。そうなると、冷房の害と同じことが起こります。

夏の間は、熱いものがイヤなので、つい冷やし中華やそうめんなどにしがちですが、思いきって熱いラーメンを食べてみるといいでしょう。辛いものはさらに発汗させる力があるので、激辛ラーメンも。これで一気に汗が噴き出てきます。

また、夏はお風呂に入らず、シャワーだけですませる人も多いですが、週に2回くらいは、がんばって熱いお風呂にゆっくり浸かって汗をかきましょう。入ったあと、すごく発汗して夏バテがなくなるのでやってみてください。

私たちの体には、暑いときは汗をかいて体温を下げる仕組みが備わっています。ところが、とくに高齢者は瞬間的に汗をかく能力が低いことが多く、体温を自分の力で下げることが難しくなります。だから熱中症になるのです。

専門的にいうと、エネルギーをつくる小器官の「ミトコンドリア系」は、約38～39度になると、すごく元気がよくなり、エネルギーがたくさんつくられます。

ただし、この「ミトコンドリア系」の特徴は、これ以上機能を高められないという限界にまで達すると、「ミトコンドリア系」からチトクロームCという物質が出て細胞を殺しにかかるのです。そのために、熱中症や湯あたりが出てきます。

子どもは本来、外で遊んで汗をかき、一気に体温を下げる力が一番強いものです。しかし、最近は汗をかく能力が低下しています。外気の暑さや直射日光にさらされると、発汗の対応ができず、体の中に一気に熱がこもって倒れてしまいます。

また、真夏の炎天下で運動部の選手が激しく練習するというのは大変危険です。いくら水分を摂っても、間に合わないことがあります。

人間は陽を浴びすぎたときに、全身がジリジリと焼けるような感じがしてきて危険を察知します。そのときに先生や監督が無理をさせず、子どもたちを休ませることが大切です。

高齢者の場合は、じっとしているとを汗をかけないので、ふだんから外に出て体を動かし、汗をかく機会を持つことが大事です。汗をかくとベタベタして気持ちが悪いという高齢者が、水分をあまり飲まないで過ごすと、今度は脱水状態になる危険性もあります。冷たいもので冷やして熱とのバランスを取るのではなく、発汗で体温のバランスを取ることです。

汗は水分と塩分です。今の時代は「健康のため塩分を控え目に」といっていますが、汗をかく夏の時期は、しょっぱい漬け物を食べたり、味噌汁を飲んで塩分を摂らないといけません。水ばかり飲まず、ときどき梅干しなどしょっぱいものを食べて**汗の材料をつくる**ことです。

熱いもの、辛いもの、しょっぱいものを食べる

脳卒中

この「体の危険信号」が出たら要注意！

50代の働き盛りの人が、血管が弱くなり、脳卒中や動脈瘤《どうみやくりゆう》ができてクモ膜下出血で半身不随、または死亡という流れがあります。

昔はがんの死亡率よりも、脳卒中のほうが多い時期がありました。どうして脳卒中が多かったのかというと、冬の寒さと重労働のためでした。

寒さは血管を収縮させ、血流を抑制する交感神経緊張状態になります。

重労働に関しては、農作業は全部手作業でやっていました。土木作業にしても機械がないのでツルハシなどを使うすごく過酷な重労働でした。

働き者の日本人は、やりすぎたときには**交感神経が緊張の極限、血流障害の極限**という状態になります。

とくに血管内皮細胞は、血球を流すためにマクロファージ（細菌や異物を食べる細胞）という細胞が進化の過程で、自ら管になっています。マクロファージはそもそも防御細胞なので、異物があると飲み込みます。

それが過酷な生き方が続くと、先祖返りをし、血管であることをやめてしまいます。そのために、動脈瘤が形成されてしまいます。それで脳の血管が切れたり、クモ膜下出血を起こすという流れの病気が多かったのです。

今は冬でも部屋の隅々まで温かくすることができます。

重労働に関しては、機械が代わりをしてくれます。家庭の家事労働でも電化製品がやってくれるので労働量が少なくなりました。

そのため脳卒中が突然くることは、そうそうなくなりました。

しかし、くる際には、やはり前触れがあります。

一番多いのは、発症する前に肩がこる、こむらがえりをする、頭が重い、ひんぱんにしゃっくりが出るといった、**がんばりすぎからくる独特の筋緊張状態**が続きます。顔色が悪くなるのも、前触れの一つです。

「何かこの頃、働きすぎていないか。少し顔色が悪いよ、疲れが見えるよ」という感じが続くと発症します。

真面目な人はわが身を振り返って、「そろそろ限界だ」というときは、なんとかしてでも労働時間を減らさなければダメです。

発症した場合の具体的な対処法としては、そもそも血流障害で起こったことなので、血流をよくすることです。そのために熱心に血圧を下げる努力や工夫をすることが多いですが、それは意外と危険です。

無理をしてしまったあとや体に障害が残ったり、麻痺《まひ》があらわれていたりするときは、運動量も変わってきます。そうすると、自然に血圧は下がるものです。それを薬でもっと下げようというのは行きすぎだと思います。

体を温めて、動かせる箇所を動かして軽い体操をし、血流をよくする。そうやって再発を防ぐようにすればいいのです。

真面目な人ほど危険

健康長寿の「理想的な睡眠時間」とは？

昔から「春眠　暁《あかつき》を覚えず」といって、春の眠りは朝日が出ているのも忘れて寝ています。今の時代から１０００年以上前の人がいっているのでそうだったのでしょう。

春が眠い理由は、日本は冬の間、シベリアの高気圧にさらされて気圧が高く、空気がいつも濃いから、冬は興奮してすごします。

そこから、春になると気圧がすごく下がってきます。空気が少なくなると、私たちは薄い空気を吸って体も心もゆったりし始めます。ですから、春はゆったりとして、日が出たときにまどろむ感覚になります。

だいたい３月から眠い状態が始まって、それが６月の夏至《げし》頃まで続きます。

副交感神経優位の体調にするには、睡眠が一番いい方法です。

免疫力を司るリンパ球は副交感神経支配ですから、**眠いという状態は免疫力が高まっている証拠**です。ある程度、副交感神経が優位なのは病気が少ない病気知らずです。

だいたい見てみると、長生きしている人はあわてたりクヨクヨしているというよりも、いつもゆったりと構えています。

ただし、それがあまりにも高まりすぎて眠ってばかりいると、今度はリンパ球の過剰状態になります。

そうすると、いつも気だるい、動きたくない、気力がわかないなど、いわゆる不活発な生き方になるのです。さらにはハウスダストや花粉、さまざまな化学物質に対して過敏になり、花粉症や五月病などの病気になります。

日中に太陽が出ていたら重要なチャンスだと思って体を動かして、交感神経をある程度刺激する。過剰な免疫力上昇がないように、そうした工夫をすればいいのです。

理想的な睡眠時間は、**だいたい平均すれば7時間くらい**でしょう。ただし、睡眠時間は昼寝ができるかどうかも関係してきます。

どちらかというと血圧が高くて、コレステロール値が高いような人は、日常生活がすごく活発で、ゆっくり休めといっても休まないような独特な性格をしています。

このような人たちは、日中はすごく疲れるので、たっぷりと睡眠を取らないといけません。

ところが、血圧が高い人は眠ることが苦手です。まずは忙しい生活から脱却しなければいけません。一番いい方法は、**睡眠時間を30分でもいいから増やす**こと。

毎日5～6時間寝ている人が、急に1時間も2時間も普通の人並みに睡眠時間を増やすのはおそらく大変なことだと思います。

まずは30分です。仕事をいつもより30分早く切り上げて睡眠時間にまわしましょう。長く睡眠時間を取って健康維持をするという感じです。

忙しい人は「プラス30分」よけいに眠ろう

睡眠障害

湯たんぽで体をポカポカに温めよう

高齢になると夜中に目が覚めることも多くなり、夜中にトイレに起きると、そのまま寝つけなくなったりします。

どうして夜中トイレに行きたくなるかというと、**膀胱が大きく広がらないうちに尿意を催《もよお》してしまう**からです。

膀胱はがんばれば400ccの量でもたっぷり溜められるものですが、年を取ってくると血流が悪くなり、広がる力が十分でなくなってきます。そのため、100ccや200ccレベルでも満タンになったような感覚で目が覚めてしまうのです。

自分の経験からいっても、20～40代のときは、夜中にトイレに行くことはありませんでした。50代に入ってから、夜中に1回は行くようになりました。

それに加えて、十数年前に大学で大きな火災があって強い衝撃を受けたとき、夜間頻尿になってしまいました。そのときは、ひと晩に5回くらい、1時間半に1回のペースでトイレに行くようになったのです。

なぜこうなったのかを考えると、交感神経が緊張すると血流が悪くなり、膀胱が十分広がらなくなります。それで50cc程度しか尿が溜まっていなくても尿意を催していたのです。

時間の経過とともに今は夜中に1回と、またもとの状態に戻りました。膀胱に尿を少しでも多く溜められる状態をつくるには、**温めて血行をよくすること**がいいでしょう。

実際に夜間頻尿は冬の季節になると強く出てくるようになります。これは寒さが関係しているので、寝るときに湯たんぽを使えば、トイレに行く回数を少なくすることもできるでしょう。

夜中に目が覚めてしまい**寝つけないときは、深呼吸をするといい**でしょう。

深呼吸は気分がゆったりとしてくるだけでなく、「目いっぱい吸って、吐く」のくり返しなので、酸素の摂りすぎになり、そこで呼吸を落とそうとする体の反射が起こります。これは副交感反射なので、たいていまた眠れるわけです。

私は早寝早起きなので、夜の8時や9時に寝てしまいます。したがって、寝飽きるというのでしょうか、夜中に目が覚めてしまうことがあります。その時間を私はいろいろ思いついたことを追究する時間にしています。

この時間で今までの研究のいくつかの大きなヒントを得てきました。追究するのに飽きてきたら、今度は深呼吸です。だいたい10回前後すれば、そのまま眠りに入るという感じです。

夜中に目が冴えてしまったら深呼吸10回

コラム

「太陽とともに起きる」が健康的！

私は寝る時間はいつも夜9時前後で一定ですが、起きる時間は季節によって変わります。

目安は、外が薄明かりになったときです。冬だと朝6時すぎになるし、夏には朝4時～4時半頃には起きます。

そうすると自然に冬は睡眠時間が長くなるし、夏は短くなります。私の住む新潟だと、夏は朝4時前になるとすでに明るいです。

こうして太陽に合わせて睡眠時間を決めると、交感神経が緊張状態で過ごす冬は睡眠時間が延び、副交感神経が優位になる夏には、睡眠時間が少なくてすみます。それでバランスが取れるわけです。

ちなみに、私は目覚まし時計を使って起きたことはありません。

目覚まし時計を使って起きるのは、あまり理想的ではないと思います。寝足りた状態というのは、自然に目が覚める世界です。だから、目に明るさの刺激が入って自然に覚醒するという感じが理想的です。

　私たちは朝起きたら、自律神経のうちの交感神経がはたらいて、血圧が急に高くなるようにできています。

「早朝高血圧は体に悪い」といわれますが、やはり朝は血圧が上がらないと布団からパッと離れる力がわき出てきません。自然の摂理で、朝は血圧が自らの力によって上がって活動を始めるのです。

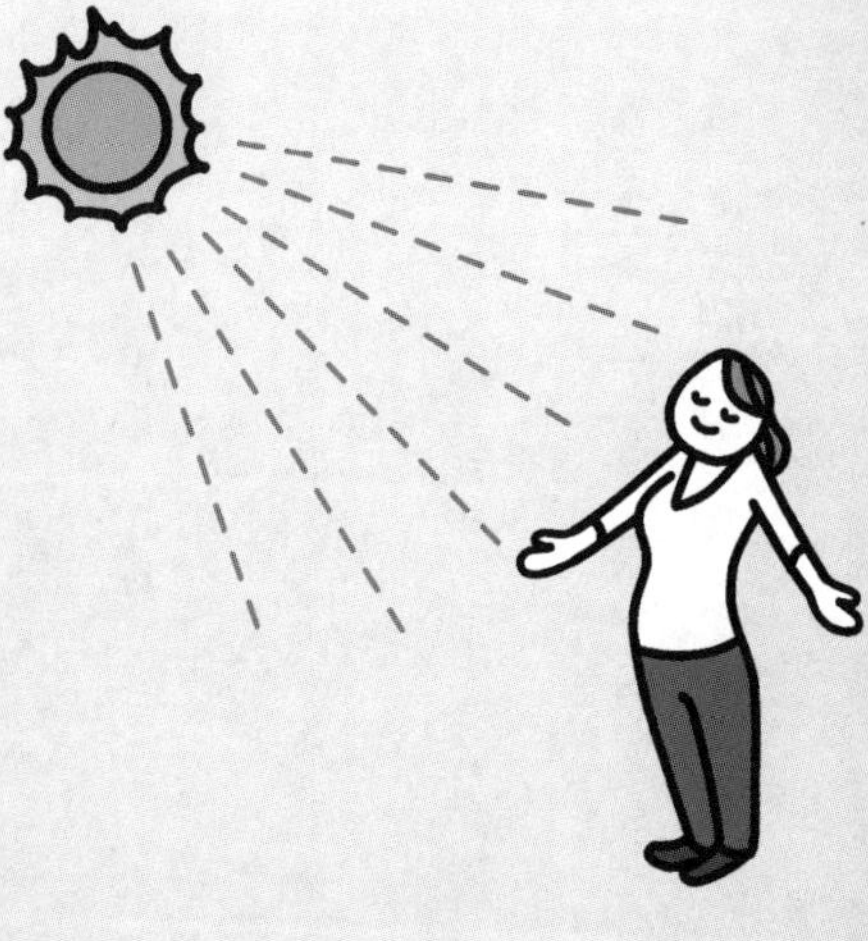

自律神経の「1日のリズム」

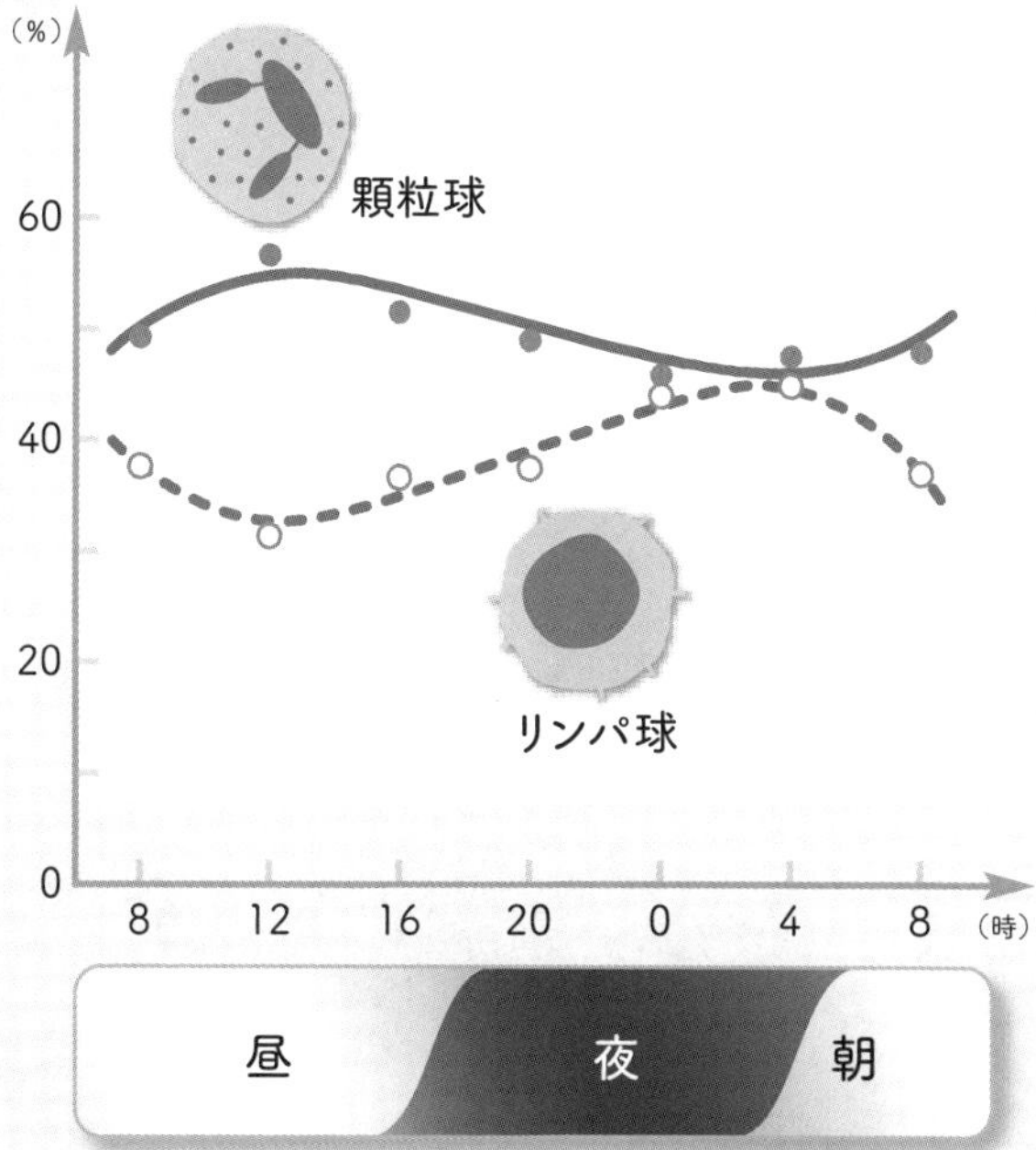

日中は交感神経優位となり、
顆粒球が増加し、
夜間は副交感神経優位となり、
リンパ球が増加する。

「上半身の筋肉を刺激する」のがコツ

睡眠中いびきをかいて、まわりから苦情をいわれて困る、という人がいます。じつは8年前の私がそうでした。しかし、今は、全然いびきをかきません。

いびきを消すには、第一は**肥満から脱却すること**です。

肥満は副交感神経優位で、たくさん食べているためにノドの粘膜が腫れてしまい、呼吸による空気の通り道が狭くなっています。

とくにお酒を飲んだあとは粘膜がすごく膨張します。それですごくいびきが出るのです。また、つらい目にあったときもいびきが出ます。

いびきを消すもう一つのポイントは、**上半身の筋肉を鍛えること**です。

筋力が弱い人は、呼吸に関連する筋肉の締まりがなく弛緩《しかん》しています。呼吸のたびにきちんとその動作ができないために、いびきにつながるのです。

私は53歳くらいのときに体重が73キロもありました。満腹するまで食べて、「食べすぎた」と思う毎日のくり返しでした。それが少し馬鹿らしくなってきて、たくさん食べることは意味がないと思い、少食にしたのです。

すると、毎月1キロずつ減って、1年後に62キロになりました。いびきも少なくなりましたが、それだけでは完全には消えませんでした。そこで、腕立て伏せと雑《ぞう》巾《きん》がけを始めました。これは「いびき対策」のためだけではありません。

脳の血流と上半身の血流は、上行大動脈《じょうこうだいどうみゃく》という同じ血管の支配です。つまり**頭をよくするにも、上半身の筋肉を鍛えることが大切**です。

腕立て伏せや雑巾がけ以外にも、スルメなどの固いものを食べたり、口を開ける運動や首の運動で上半身にある顔、首、肩の筋肉を鍛えると、呼吸時に筋肉の力で呼吸器を締めることができます。それでいびきが消えていきます。

太っていびきが出る人も、やせているのにいびきが出る人も、基本的には筋力不足なのです。鍛えた人はいびきがなくなるので、まわりに迷惑をかけなくなります。

いびきは横を向いて寝たときにかきやすく、**あお向けに寝ると止まります。**

私がいびきをかいているときは、右下や左下のどちらかで横向きに寝ていました。そのときに五十肩も出ました。片側ばかりを下にして寝ると、血流障害が起こって、五十肩につながります。

あお向けに寝て、左右対称の姿勢を維持することをクセにしたところ、五十肩が治ると同時にいびきも消えました。五十肩といびきはつながっているのです。

最近、睡眠時無呼吸症候群が話題です。太っていると、呼吸時により筋肉を締める力が要求されるので、粘膜をふるわせながら何とか空気を通していたいびきの状態がもっと極限まで行き、空気の流れがピタッと止まってしまう感じです。

寝ている間、本人は呼吸が止まっても気がつきません。いつ気がつくかというと、血液中の炭酸ガス濃度が上がり、呼吸の中枢が刺激されてはじめてハッと気がつくのです。睡眠時無呼吸症候群の人も、肥満か、上半身の筋肉が足りないかのためです。

スルメをかじって、顔の筋肉を鍛えよう

上半身を鍛える体操をしよう

1 大口体操

「あ、い、う、え、お」と
大きく口を開き、顔全体の筋肉を刺激！

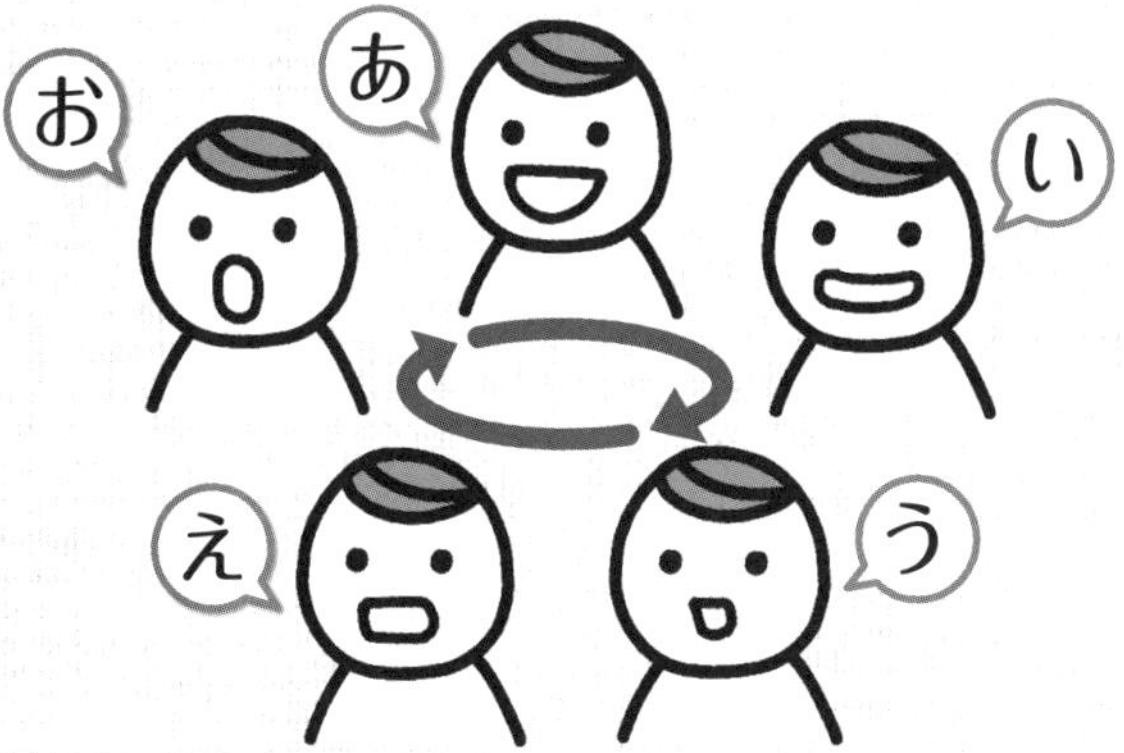

2 腕振り体操

後ろに振るときに力を入れ、
その反動を利用して、振り子のように腕を振る。

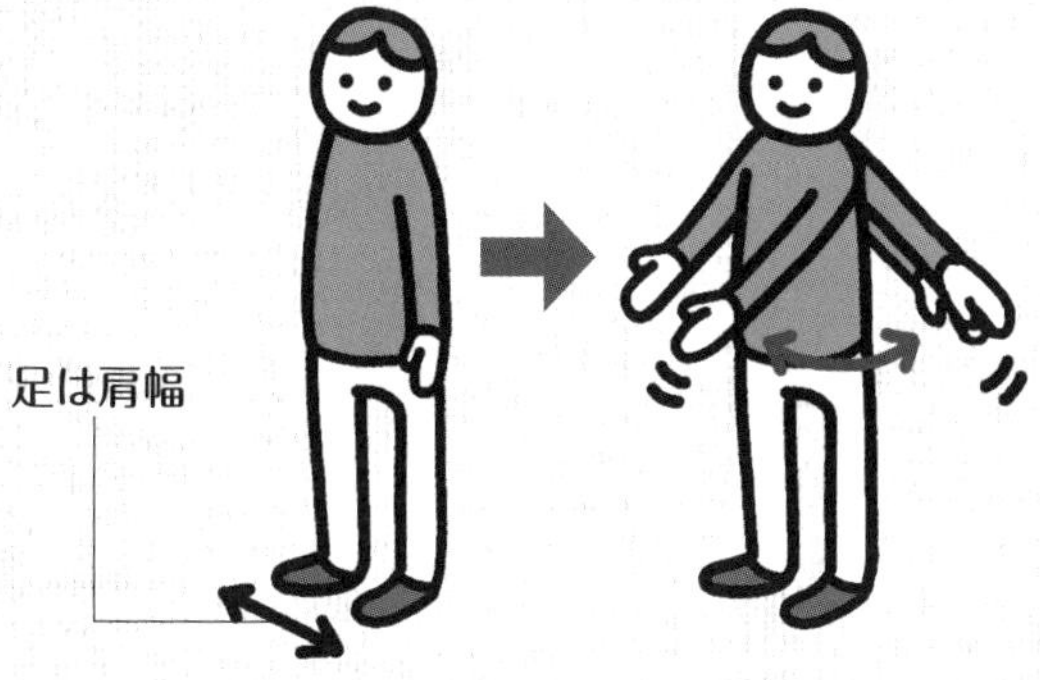

更年期障害

「まあ、いいか」と軽い気持ちで受け入れる

私たちの体調は、自律神経のほかに内分泌系で調整が行なわれています。とくに女性ホルモンは体に作用する力が強く、閉経で分泌量が減ってくると、体調が優れないという形であらわれる人が増えてきます。これが更年期障害です。

では、どうして一部の人だけにつらい症状が出るのかというと、**多くの場合はストレスが背景にある**と考えられます。先行きの不安や夫婦仲の問題、あるいは介護が忙しくて睡眠時間を削っているなど、必ず何らかの原因があるものです。

なぜ更年期障害が出ているのか、原因を考えることが必要です。それらをまったく考えずに、ホルモン補充療法を行なってしまいがちです。確かに減ったホルモンが補充されれば、一時的に症状が軽くなる人が多いでしょう。

しかし、それは自然の摂理に反しているのですから、がんが発症しやすくなるなど、別の負担がかかってきます。すぐにホルモン補充療法に入るのではなく、自分の生き方に無理がないかどうか、そこに気がついて脱却することが第一です。

また、急な発汗についてですが、さまざまなストレス要因を浴びていることで起こる自律神経の揺れが不快な症状、冷や汗やのぼせとして出てきます。これは**ストレスを感じた体がリラックス反射を起こす**からです。

それが収まって現実生活に戻ると、またストレスが加わって、症状が顔を出す。自分のこの不快な症状は、リラックス反射という体の仕組みによってあらわれるとわかれば、「今、私はストレスから解放されている」とプラスに受け止められます。この仕組みを理解した上で、根本的なストレスを除くように工夫をしましょう。

症状自体はストレスから解放されるための反応なので、「まあ、いいか」と甘んじて受けるくらいの軽い気持ちで乗り越えることです。

ストレスから解放されるための「反射」と考えよう

あなたの生き方で、骨の強さが決まる!?

なぜ、人によって骨が強い人と骨粗鬆症《こつそしょうしょう》になる人と違いがあるのでしょうか。

それは、体がその人の生き方にちょうどふさわしい骨を準備しているからだと考えられます。スポーツが好きな人、多少肥満気味で活発に活動をしている人は骨が硬くなります。

骨粗鬆症になる人は、**重力の負荷が少ない人**です。つまり、おしとやかな人や体重が少ない人は、骨がなかなか硬く強くなりません。

骨粗鬆症が一番進むのは、寝たきりの人です。寝たきりの場合、重力の負荷がほとんどかからないため、骨が弱くてもいいと、体が反応してしまうのです。

自然の摂理で骨の硬さが決まっている、と考えることが必要です。いつ折れてもいいような生き方をしていれば、そういう弱い骨になってきます。生き方にふさわしい骨の強さになるのです。

骨を硬くするビスホスホネートという薬がありますが、これは交感神経緊張の状態をつくります。

交感神経緊張というのは、体が活発な状態であり、その状態になってはじめて骨が丈夫になるわけです。それなのに、生き方は穏やかなままで、骨だけを丈夫にしようとして薬を飲むと、副作用が強く出てしまいます。具体的には、脈が増えたり血圧が上がったり、息切れをしたりするようになります。

カルシウムは、摂取をするとリン酸と結合して骨に沈着し、丈夫にする作用があります。しかし、いくら摂っても**体に重力の負荷がかからなければ、うまく沈着していきません**。骨を丈夫にしたければ、散歩や軽く「その場飛び」をするなどして重力の負荷がかかるような工夫をすることです。

「その場飛び」をして、体に負荷をかけよう

アルツハイマー病

「上半身の運動」で防ぐ!

アルツハイマー病の原因は、**脳の血流障害によって老廃物が溜まる**ためです。

具体的にいうと、アルツハイマー病の原因といわれるアミロイドβタンパクという物質が出てきたときに、それを処理しようと白血球のうちのマクロファージ(細菌や異物を食べる細胞)や、グリア細胞(毛細血管との間を結んで栄養供給や物質代謝にかかわっている細胞)などが寄ってきて、脳の中で瘢痕《はんこん》(火傷などが治ったあとに残る傷あと)をつくっていくのです。

ほかには、アルミニウムも原因ではないかといわれています。アルミニウムはタンパクの変性を引き起こすからです。

アルミニウムのやかんや鍋は日常使われています。また、土いじりをしたりすると、すごく手が荒れるように、アルミニウムは土の中にもすごく多い。あとは胃薬やワクチンにも入っています。

このように、自然に体の中に入ってくるアルミニウムは、できるだけ避けたほうがいいのですが、入ってこないようにしたり、別の老廃物が溜まらないようにすることは、なかなか難しいものです。

そこで大切なのは、**ふだんから血行をよくしておくこと**。

血行を悪くさせる原因は無理してがんばったり、悩んだりすることです。あるいは、血圧の薬を飲むのも血流を悪くさせます。

認知症の人は、血圧の薬を飲んでいることが多いので、注意が必要です。私たちの体は血流を増やすために血圧を上げているので、あまり理由もないときに降圧剤を飲むのはよくありません。

脳の血流を積極的に増やすためには、**上半身の運動**がいいでしょう。私たちの脳の血流と上半身は、上行大動脈で一緒に血流支配が起こっています。上半身の運動をすると頭にも血がめぐっていきます。

あとは積極的に頭を使うことです。ボンヤリしている時間があれば、何か考える。

かつて、きんさん、ぎんさんという１００歳を超えた双子の姉妹がいましたが、二人とも90代後半はほとんど認知症に近かったそうです。ところが99歳、１００歳になってマスコミの人たちが取材に訪れたり、いろいろな質問に答えていたらすごく元気になりました。ほとんど認知症の症状がなくなっていったというのです。

このように、**まわりの人とコミュニケーションを取るような工夫をするだけで認知症が改善**します。このきんさん、ぎんさんの例はすごくわかりやすいと思います。

最近は「若年性アルツハイマー」というものもあり、若い人も悩んでいます。

ボンヤリして頭を使わないのもいけませんが、頭を使いすぎてもダメです。たとえば、女手一つで子どもを何人も育てた猛烈なお母さんが、50代くらいで発症したりすることがあります。あまりに過酷なのも、交感神経緊張による血管収縮で血流障害を起こすので、とても危険です。

とにかく人と積極的に話をしよう

5章

今日から、免疫力が高まる食べ方

日本人の体には「日本の伝統食」が一番

人類の歴史は200万年といわれています。それよりさかのぼろうとすると、霊長類以前にまでになります。

こうなると何を食べていたかを追究しても、あまり意味がないように思います。

それよりも、その民族が約1000〜3000年くらいのスパンで食べてきて繁栄してきた流れを尊重することです。

たとえば、ヨーロッパの北のほうに進出した人たちは、小麦文化です。寒冷に対応するために動物性の脂肪、タンパク、乳製品を摂って高カロリーで寒さに耐えてきました。

さらに北の北極圏に住む人々は、海獣の腸や生肉を食べています。この人たちが肉に火を通して食べると、動物の生の内容物で摂っていたビタミンなどが減ってしまい、生きていけなくなります。

日本人の場合は、比較的温かく雨の多い土地に生きているので、穀物や山菜、海藻、ときどき狩猟が成功したら肉類を食べていました。

その生き方で長年生存していることを考えると、その食べ物で大丈夫だとわかります。

ずっと続いている食べ物を真似するのが一番いいと思います。

ただし、現代は日本人でもバリバリ仕事をするために、カロリーの高い焼き肉やステーキなどを食べるようになっています。

また、野菜を食べて、細く長く生きることが目標の人もいます。

一方、そのようなウサギのような食事をするのはイヤだという人もいます。

自分に合う生き方や食べ物を探し出すことが大切です。それで体調が悪くなってきたら、また変えればいいわけです。

食べ物に関する健康法は、今いろいろとあります。

しかし、**純粋に食べ物の失敗で病気になる率は少ない**と思います。

基本的に、日本人の健康を害する原因の第一位は長時間労働、第二位は心配ごとを抱えて苦悩をすることにあります。

だから、これまで食べてきたものを反省して病気を治すというやり方は、意外と改善の比率が少ないといえます。

確かにアトピーの人はスナック菓子、ジュース、甘い缶コーヒーを多く飲み、冬でもアイスクリームを食べていたりします。そこまで偏ると、食事の問題に目を向けなければダメでしょう。

しかし、生活習慣病を抱えているような人は、食べる物というよりも生き方、考え方の偏りで発症しています。

まず、そちらに目を向けなければいけません。

そのとき、興奮しすぎたり、悩みすぎたりする人が、穏やかさを得るために野菜類を少し多めに摂ろうと考えるようにするといいわけです。

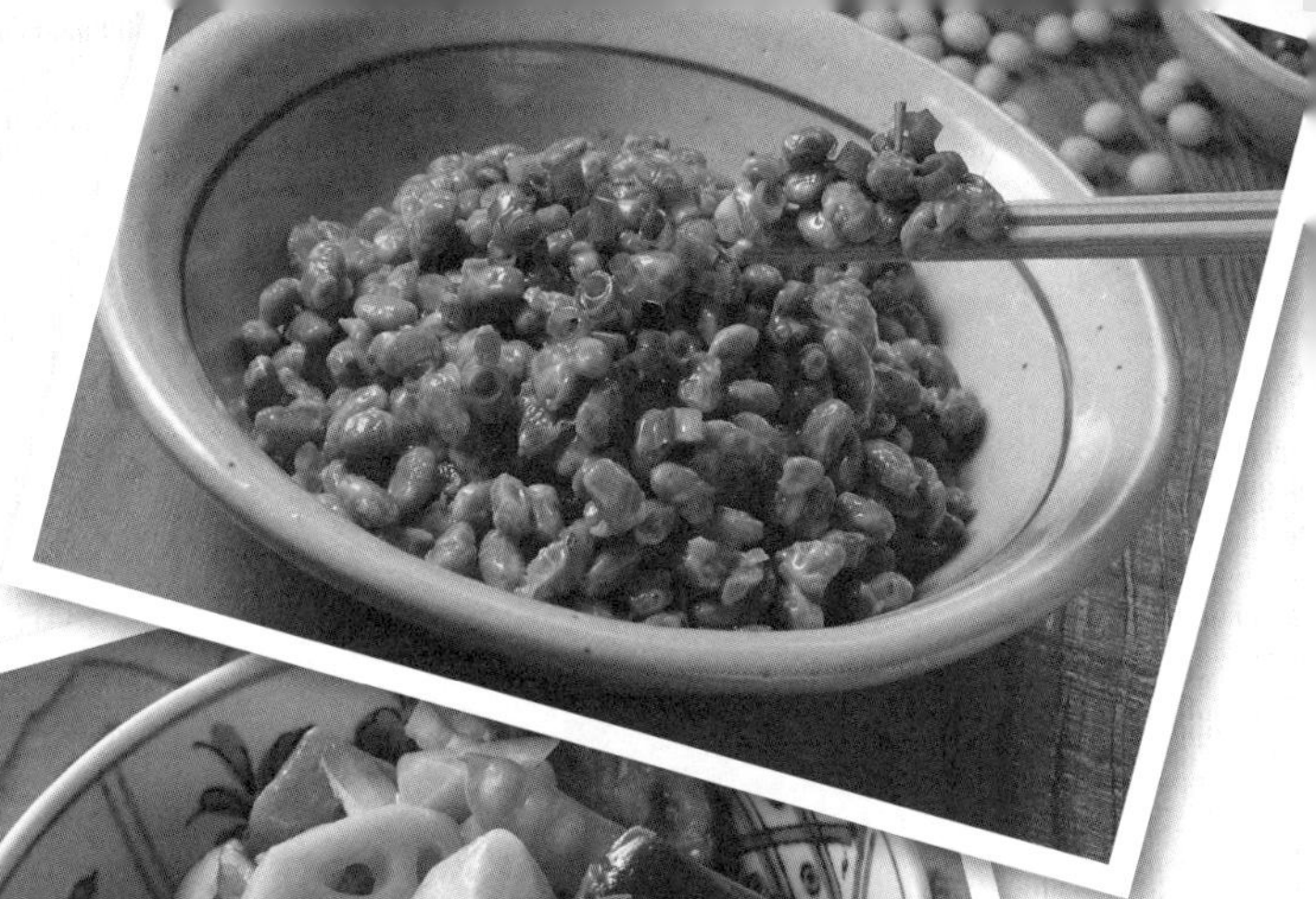

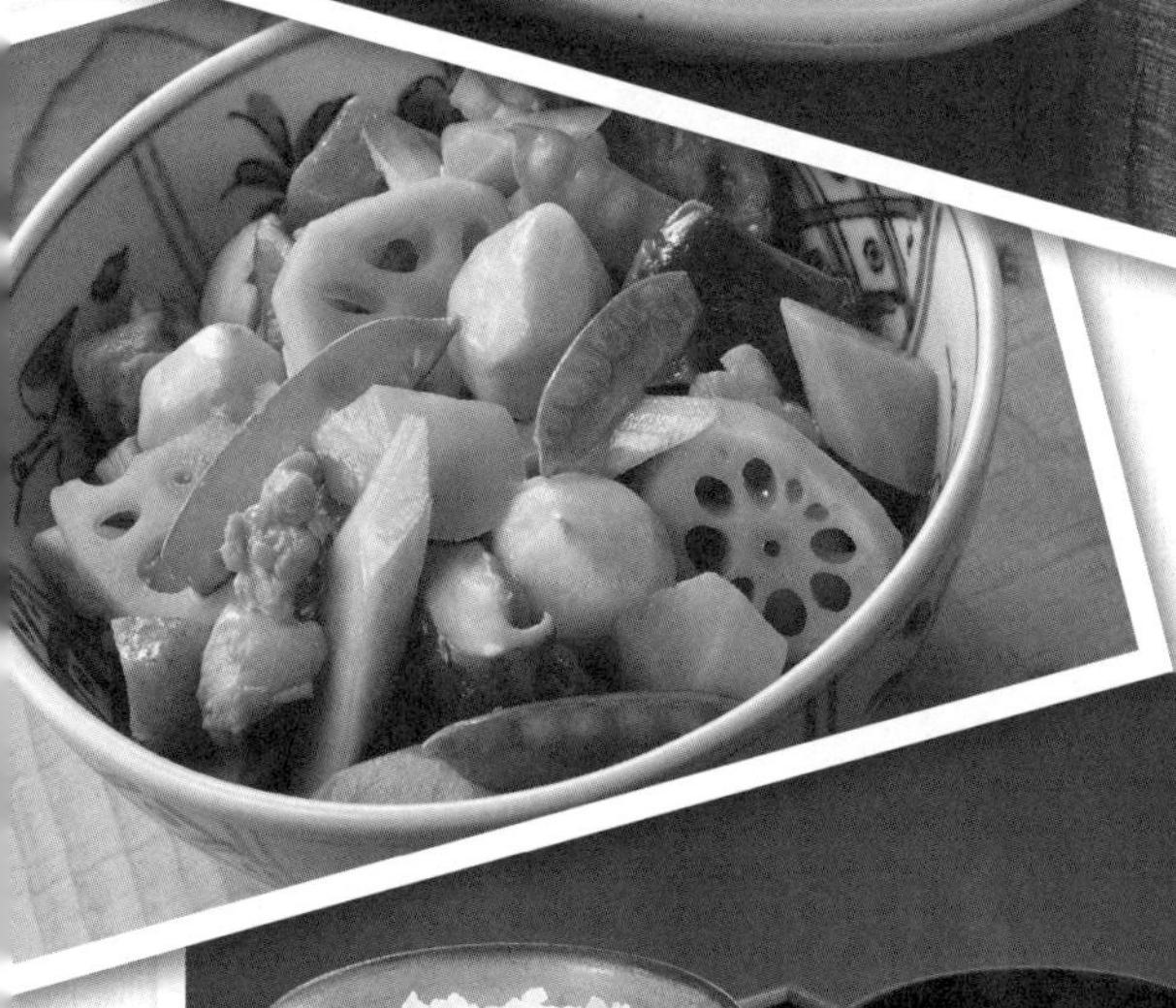

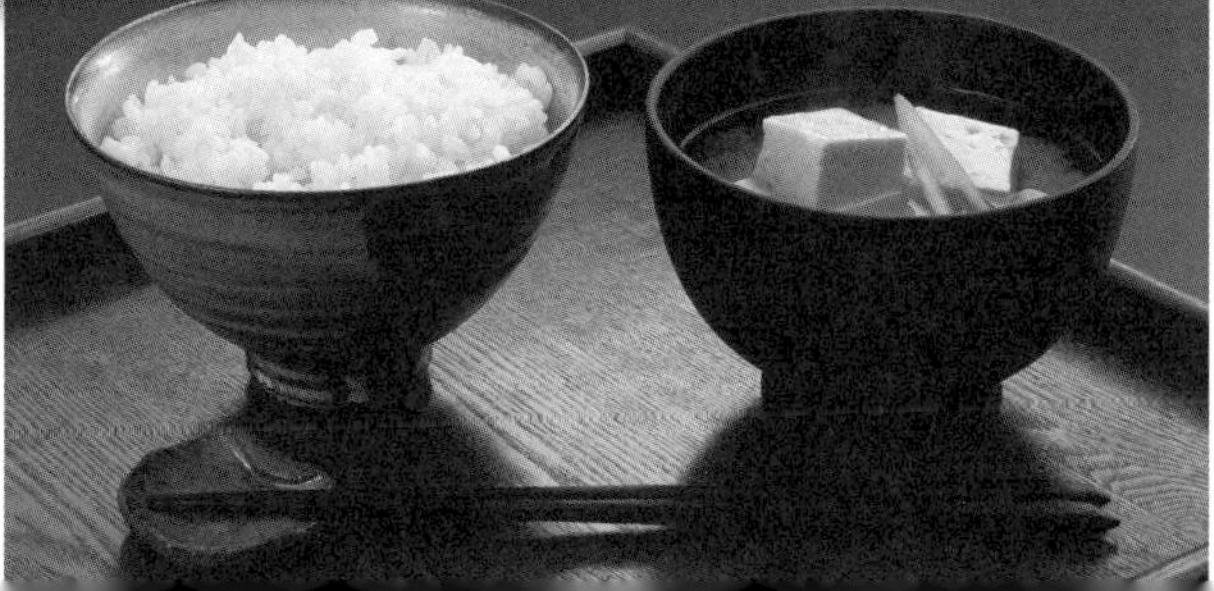

また、「肝臓にはシジミがいい」とか、「目にはブルーベリーなどに含まれるアントシアニン」がいいというような、食べ物に関するさまざまな話を見聞きします。

これらの情報に対しては、**「効くかもしれない」と思ってやってみるくらいがちょうどいい**と思います。

もっと「和食」を見直そう

「1日3食」は本当に必要か？

私たち人類は一つの生き物と思われますが、本当は20億年前に二つの生き物が合体して誕生しています。

今から20億年前の地球というのは、まだ酸素が少なく、私たちの先祖は酸素なしでエネルギーをつくっていました。それは、ブドウ糖を乳酸にする「**解糖系**」という、エネルギー効率がすごく悪い方法です。その方法で一所懸命に分裂していたのです。

その後、酸素をつくる光合成細菌シアノバクテリアがどんどん酸素を放出することで、地球の大気にだんだん酸素が増えてきます。そうなることで、私たちの嫌気《けんき》的《てき》（酸素を必要としない）な生命体は生きづらくなりました。

そういう流れの中に、今度は危険な酸素を使って、すごく効率よくエネルギーをつくる**「ミトコンドリア系」**の生命体が進化して生まれ、それが私たちの生命体に合体しました。

ですから、私たちは今でも酸素なしに「解糖系」でエネルギーをつくる方法と、酸素を使う「ミトコンドリア系」ですごく効率よくエネルギーをつくる方法の二つを持っているのです。

この二つのエネルギーの使い道は、まったく違います。酸素なしの「解糖系」エネルギーは瞬発力と分裂に使われています。

一方、効率よくつくった「ミトコンドリア系」エネルギーは持続力に使われています。

私たちは100メートル走をするとき、息を止めて一気に走ります。瞬発力の世界は酸素なしの「解糖系」の世界です。

一方、持続的なエネルギーは、効率のいいほうの「ミトコンドリア系」でやっています。散歩やジョギング、マラソン、エアロビクス……これらはすべて有酸素運動です。

この二つの比率は、大人の場合1対1ですが、子どもは「解糖系」が少し多めです。子どものときは瞬発力と細胞分裂が盛んなので、走り回って遊びながら成長するのです。

しかし、エネルギー効率が悪い方法を使っているため、子ども時代は3食では全然足りません。10時や3時のおやつで補給しなければダメなほど、大量に食べないともたないのです。

大人のほうは「ミトコンドリア系」が増えてエネルギー効率がよくなるため、3食で収まります。

これが高齢者になると、エネルギーの使い方がさらにシフトし、「ミトコンドリア系」のほうが完全に優位になって細胞分裂が止まります。瞬発力が下がり、あわてたりしなくなります。ゆったりと穏やかに生きるという感じです。

このときは**エネルギー効率がいいので、3食摂る必要はありません。**2食や1食で十分対応できます。

お年寄りになると食が細くなるのも、エネルギー効率が極限までよくなるからであり、高齢者は朝食を食べなくても大丈夫になるのです。

このように私たちの食べ方は、子ども時代、大人時代、高齢者、そして死ぬ間際までと、それぞれみな違っていいのです。

1日2食・1食――年齢によって「食事の回数」は変わる

コラム

「噛めば噛むほど」健康にいい？

食事中に「よく噛む」ことが、消化をよくする上で重要だといわれます。噛むこと自体も消化管活動の一端で、副交感神経支配です。

基本的に、食事にたっぷりと時間を取る人は、副交感神経優位の穏やかな人であるといえます。

逆に、同じ量でもあっという間に食べ終えてしまうような人は、交感神経優位の人です。

のんびりした人は食事時間が長くなって、噛む回数が多く、キビキビした人は食事時間が短く、噛む回数が少なくなります。

では、食事は誰もがゆっくりと時間をかければいいか、というと必ずしもそうではありません。

明治時代に、ひと口200回噛むことを試した栄養学者がいました。半年続けたそのあと、この人に何が起こったかというと、**すっかり無気力になった**そうです。リラックスの極限にまで行ってしまったからです。

噛むということも、ほどほどが大事です。

あまり少ないのもよくありませんが、あまりに噛んで毎食ごとに1時間以上もかかるようでは、とてもキビキビした生き方ができないでしょう。

生活の中に無理をしているところがないか、性格的に真面目すぎではないかなどにも目を向けることが大切です。

何ごとも「おおらかに、ゆるやかに」が体にいい

体のために甘いものを控えたり、食事に気をつけたりと、健康にすごく気を遣っていた人が、体を壊してしまうことがあります。

それはなぜかというと、本来、人間というのはそれほど食事に工夫を凝らしたり、飲む水にものすごく注意を払ったり、塩分をやたらに気にしたりするというのは日常的にあってはいけないからです。

野生動物は何も考えずに食べて何も間違いを起こしていないように、たとえば日本人であれば、５００年も１０００年も食べてきたものを続けて食べてきて、何の問題も起きませんでした。それ以上に食事を工夫するのはやりすぎです。

基本を守っていれば、あとはあまり考えすぎず適当にやるという感じでいいのです。

日常、高級なミネラルウォーターを飲んでいる人が東南アジアに旅行に行き、現地の水を飲んで下痢を起こしたりします。また、無農薬のものばかりを食べていた人が、レストランで食事をしたときに吐き気を催して大変になることがあります。

ふだんからいいものばかり食べていると、体にイヤなものが入ってきたときに過敏に反応してしまいます。

また、肝臓では、P450というチトクローム由来の酵素で解毒しているのですが、そういう酵素がはたらかなくなります。毒を排除するシステムがはたらけなくなってしまうのです。

私たちはいろいろな異物にさらされる中で免疫力が成立しています。それと同じで多少の毒が入ってくるから、肝臓の解毒システムがはたらいています。

ときどきは体に悪いものを食べたり、**少々体に負荷をかけて許容力をつけておかないと生き延びることができない**のです。

たまには、「体に悪いこと」をしてみる

「甘いものがやめられない」、さてどうする？

ストレスをとても強く感じたとき、手っ取り早い解消方法として甘いものをたくさん摂って乗り越えている人が多いようです。

なぜ、甘いものがほしくなるのでしょうか？

私たちはいろいろな食べ物から糖分を摂って、それをエネルギーにしています。

私たちは低血糖状態がくると体温が下がり、元気がなくなって不活発になります。

ご飯やパン、そば、うどん類は消化吸収に手間取るので、血糖が上がって満足感を得るまでに時間がかかります。

ところが、チョコやクッキーはほとんど精製された砂糖でつくられています。そのため、食べて10～15分もすると消化管のはたらきを最小限にして血糖が上がり、体温が上がって満ち足りた感じが出てくるのです。

ストレスがあるときに**甘いものを摂るのは、一番の癒し**です。

だから男性でも女性でも、つらいときに甘いものを摂ったり、お酒を飲んだりするわけです。お酒も簡単に体温が上がるからです。そのため、摂りすぎると、太って、肥満になったりします。

20～40代の頃は、太ること自体を跳ね返すことができるほどの力があるので、体の負担はそれほど多くありません。

しかし、50代、60代で肥満体型だと、息が切れたり、心臓に負担がかかってバクバクしたりします。

また、甘いものを摂りすぎると、血糖が急に上がるのでインシュリンの分泌を促進して、かえって低血糖がきやすいのです。ですから、しょっちゅう甘いものを摂っていないと、心が安定しないという弱点が出てきます。

甘いものが好きな人は、甘いものを食べ続けないと血糖を維持できないという状況になります。

しかし、ご飯をしっかりと食べた人は、間食をしなくなります。血糖が安定しているので、精神も同じように安定するからです。

どうしても甘いものを食べすぎてしまうという感覚があるならば、まずはストレスを減らすことです。

ストレスが少なくなれば、甘いものがそれほど必要ではなくなります。自然に口にすることはなくなるでしょう。

まずは「ご飯をしっかり食べる」

食欲がわかないときは、「無理に食べなくていい」

私は30代から50代前半の20年間、ずっと平均体重73キロで生きてきました。70キロ以上あったときはお腹も出ていて、何かつらいことがあると、食べることでストレスを解消していました。

ところが8年ほど前に、たくさんの量が食べられなくなりました。それから毎月1キロずつ減っていき、60キロくらいまで体重が減りました。最近は、さらに食べる量が少なくなり、60キロ前後を維持しています。

やせてからの体調や食欲は、太っていたときとは全然違います。

太っていたときは、食べることが最高のストレス解消法でしたが、今はストレスを受けたとき、**ものを口にしないのが最高のストレス解消法**になりました。ですから、つらいことがあると以前は太りましたが、今は体重減少になりました。

もうこれ以上減ってほしくないほど体重が減り、鏡に映った姿を見ると寂しい気持ちになるほどです。

私自身の体験で考えると、ストレスを受けたとき、

太っている人は、食べて身を守る。

やせている人は、食べないことで身を守る。

という感じがしています。

食べないことで身を守るということは、どういうメカニズムなのでしょうか？

それは、食べたものを処理するのは、「体にとってすごくつらいこと」だということです。

先日、60キロを割るのがイヤだなと朝ご飯をいつもより多めに食べて、最後にヨーグルトと牛乳を飲みました。そうすると、お昼になっても全然空腹感がわきませ

ん。それに気分も何か幸せではないのです。

どちらがいいか、どうしたらいいかは、それぞれ自分で選択をして、身を守る必要があります。

60代、70代になっても、食べてバランスを取って、立派なお腹をし続ける人もいるでしょう。

ところが、「20代からずっとやせています」という人もいます。

これは、ほとんど遺伝傾向で決まっていますが、ストレスや夏バテで食欲減退がきたら、そのまま体の要求通り、食べないようにすればいいのです。

食欲という「体の要求」をよく聞こう

水は1日どれくらい飲めばいいか？

「1日に2〜3リットルの水を飲んだほうがいい」

よくそういうことがいわれますが、毎日大量に水を飲むかどうかには、注意が必要です。

健康な人の場合、腎臓に余力があります。そのため、少ない水分で生きるときは、尿を濃くして水分を失わないように調節します。

一方、たくさん水が入ってきたときは、薄い尿を大量に出してバランスを取ります。腎臓機能にゆとりのある人は、水分が多くても少なくてもやっていけるのです。

ところが、少し病気がちで血流が悪く、腎臓に予備能力がないような人がやたらに水分を多くしたり、少なくしたりすると、調節が追いつかなくなってついには破綻します。

とくに、たくさん水を飲んだとき薄い尿を大量につくれないと、体の中で水分貯留が起こります。そうすると、むくみや冷えで苦しむようになります。

健康なうちは薄い尿をつくって老廃物もたくさん出したほうがいいし、そういう健康法を続けてもいいでしょう。

しかし、病人がやるときは危険です。大量に水を飲むことは、自分の腎臓はゆとりがあるか、ないかをしっかりわきまえてやらないといけません。

理想の飲水量は、そのときの体調と相談

40代には40代の、50代には50代の「強さ」がある

健康的で美しいという感じは、男性でも女性でも体をどれだけ使っているか、鍛えているかで決まるような気がします。

たとえばフィギュアスケートの浅田真央《あさだまお》さんやテニスのクルム伊達公子《だてきみこ》さんは、姿勢がよくて体が張っている感じがします。彼女たちを見ていると、生きる力の強さを感じます。

女性でも健康的でキレイに見えるのは、体の筋肉を使っているかどうかとすごく関係があるのです。

体を使っていないと姿勢が悪くなるし、皮膚の弾力などが失われてしまいます。やせていようが、太っていようが、何か頼りないという感じになるのです。

私たちは、年齢を重ねると年相応にやせていきます。それはエネルギー生成系が「解糖系」という糖を分解して生きるエネルギー系から、「ミトコンドリア系」という脂肪などを利用して生きるエネルギー系にシフトしていくからです。

自然にやせてきて、少食になるという流れが生まれるのです。

40代はまだ糖を利用して元気が出る「解糖系」の年代です。**40代に目いっぱい太った時期を体験するのは、人生にとってすごく大事なこと**だと思います。そのときに健康的に見えるには、体が鍛えられているかどうかが大切です。

だから、まずダイエットの前に確認すべきは、体をちゃんと鍛えているかどうかです。体を鍛えるとエネルギーを消費するので、食べても体重は増えないでしょう。

たとえば、私であれば、階段とエスカレーターがあれば階段のほうを使います。

そういった日常生活の中でちょっとした工夫をするだけで、肉体を結構鍛えることができます。うまく活用して鍛えていくことです。

体を鍛えれば食べても体重は増えない

お酒が「百薬の長」になる上手な飲み方

お酒を処理する力は、人それぞれで違います。ほんの少しのアルコールも受けつけない人もいれば、日本酒で5合や8合を飲んでも平気な人がいます。

自分の適量を知って、自分に合った飲む量を学習することです。

1回失敗してみればわかります。翌日起きたときにすごくノドが渇いて、脈が速く、水ばかり飲まなければダメだというとき。職場に出ても二日酔いでつらいとき。そういう経験をした量より少なめに飲むことを学ぶのが一番大切だと思います。

昔はやたらにお酒を注いだり、すすめたりする傾向がありました。今はそういう傾向が少しずつなくなってきているようです。私はそういう場合、お銚子《ちょうし》を自分のほうに寄せて手酌《てじゃく》でやります。つまり「誰も注がないで」と宣言するわけです。

だいたい体を壊す人はお酒の量だけではなく、仕事の量でもそうです。それ以上できないのに無理をしてやるので、体を壊してしまうわけです。自分のペースを守ることが大切です。

お酒にも、ビール、ウイスキー、ワイン、焼酎、日本酒などさまざまあります。この中で「蒸留酒」は、アルコール分だけになっているので悪酔いしません。たとえば、**ウイスキーや焼酎は、かなりたくさん飲んでも大丈夫**です。

悪酔いをさせるのは「醸造酒」で、ワインや日本酒、にごり酒などです。こういうお酒には微生物や不純物が山ほど入っています。ウイスキーや焼酎の水割りであれば、5杯、6杯飲んでも大丈夫な人でも、ワインを1本飲むとひどい二日酔いで苦しむのも、ここに原因があります。

もし二日酔いしやすいのであれば、蒸留酒を飲むようにすればいいでしょう。「百薬の長」のお酒は、種類もペースも自分でつくっておいしく飲めばいいと思います。

二日酔いしにくい蒸留酒を上手に飲む

薬になる飲み方、毒になる飲み方

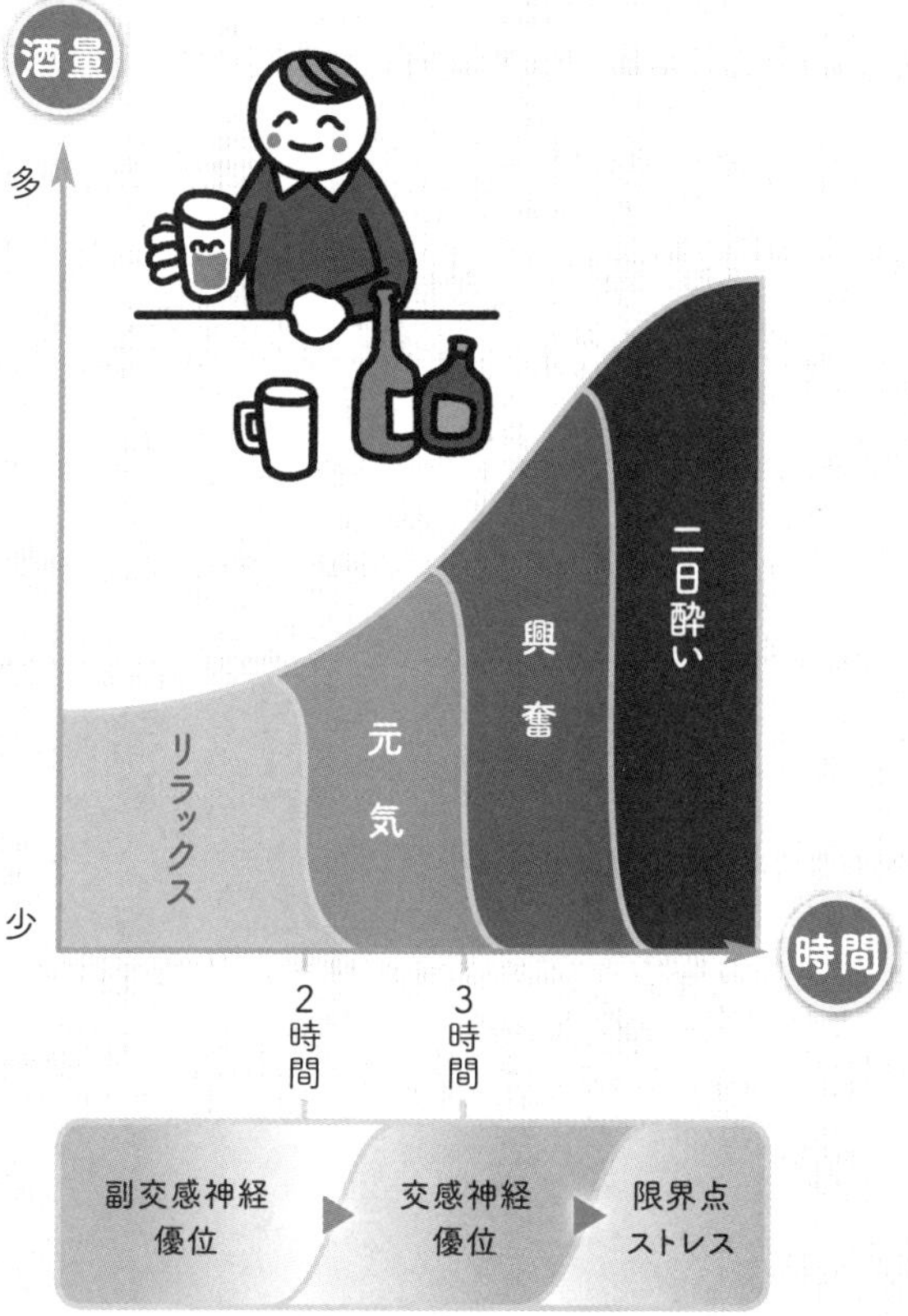

「タバコをきっぱりやめる」簡単な方法

「タバコは体に悪いからできればやめたい。でも、いざ禁煙しようと思うと、なかなかできない」

そういう人はけっして少なくありません。

なぜタバコをやめられないかというと、タバコを吸ったとき体に入るニコチンがリラックスさせる反応を及ぼすからです。

人は自律神経のうちの副交感神経を刺激されるとリラックスするのですが、体の中ではアセチルコリンという物質が使われて、それによってリラックスの体調ができます。そのアセチルコリンとよく似た反応を起こすのがニコチンです。

タバコに慣れていない人が吸うと、**フラフラとなって倒れそうになるのは、リラ**

ックス反応が強くあらわれるためです。

ニコチンの効果で脈が少なくなったり血圧が下がり、穏やかな体調になります。だから、ひと休みしたいときに一服したくなるのです。

ところが、タバコにはタール物質やベンゾピレンなど、燃焼で出る発がん物質がたくさん含まれています。タバコを吸うと、そのタール成分で肺が真っ黒になります。

20～30年と吸っている人は肺がドス黒くなっています。タバコを吸わない人の肺がキレイなピンク色をしているのに比べ、いかにも組織にいろいろな燃焼物質が溜まっているという感じです。

また、肺だけではなく、吸っているとだんだん顔色も黒くなります。それで害が出てきて、燃焼物質によって肺がんなどにもなります。なので、できればやめたほうがいいのです。

私も15年くらい前まではタバコを吸っていました。お酒を飲んだときにたくさん食べすぎるので、タバコを吸うことでバランスを取っていました。

お酒を飲みながらひと晩であっという間に1箱吸う生活を続けていたら、狭心症発作が出て胸が苦しくなりました。それで、「このまま吸っていたら死ぬな」と思ってやめたのです。

心臓発作や心筋梗塞が起これば死んでしまうので、怖くてタバコに手がいかなくなります。恐怖感が高まるわけです。なかなかやめられない人は、まだ死ぬほどの目にあっていないからでしょう。

タバコの害の恐ろしさを知って「このままでは死ぬかもしれない」と思えばやめられるのです。

ひと晩で1箱吸っていた私がやめたのは「恐怖感」

雨の日は「車酔いしやすくなる」、なぜ？

私たちは、いろいろな感覚を持っています。目で見る視覚、耳で聞く聴覚や内耳にある三半規管《さんはんきかん》の平衡感覚です。

この平衡感覚が鋭すぎたときに、目まいなどが起こるわけです。この感覚は、自律神経の支配下にあるので、色白でふくよかな人は感覚が鋭く、逆に色が黒くて筋肉質の人は感覚が鈍い傾向があります。

体型で感覚の程度も左右されます。

何かに触るとすぐに痛いとか冷たいとか感じる感覚が鋭い人や、車酔いをしやすいなど三半規管の感度がよく反応する人は、副交感神経優位の色白で穏やかな人が多いのです。

これらには遺伝的な要素も結構あります。

また、消化管活動が副交感神経支配なため、**たくさん食べたときも車酔いが起きやすくなります**。

これは、たくさん食べてリンパ球が増えることで過敏になり、目まいや吐き気を起こしやすくなるためで、ときにはブランコに乗っても起きます。したがって、とくに過敏な人は食べすぎに注意しなければなりません。

また「**車酔いしやすい日**」もあります。曇りや雨の日です。これらの日は、副交感神経が刺激されて感覚は鋭くなります。

逆に、天気がいい日は空気が濃く、交感神経が刺激されて興奮してきます。

実際に、曇りの日と天気の日では、体の感じ方でこんな違いがあることに気づきませんか。

たとえば、いつものテレビの音がすごく高く聞こえるというのが曇りや雨の日です。天気の日は、ボリュームを上げてちょうどいいという感じです。その聴覚の過敏さが同じように三半規管にも反映されるので、曇りや雨の日には車酔いしやすいのです。

子どもの頃の遠足でも、快晴の日は、みんな結構大丈夫だったのではないでしょうか。

匂いもそうです。

花の匂いがキツすぎるとか、トイレに入ったときの匂いがいつも以上に気になるというときは、ほとんど曇りの日でしょう。

このように、天気によっても私たちの体では副交感神経が活発になったり、交感神経が優位になったりしているのです。

車に乗る前は、食べすぎに注意

「年末・年始」に気をつけたいこと

クリスマスや忘年会、新年会など、宴会が多い年末・年始は、いつになくたくさん食べたり、飲んだりと、体に負担をかける時期です。

この時期は外界の気温が下がります。そうすると体温のほうもふだんは36・5度くらいある人が、36・3度くらいに下がることもあります。そのため、冬はリンパ球があまりはたらかず、免疫力が落ちてしまいます。

病気を跳ね返すためには、夜寝るときしっかり布団と毛布で体を温める。体温が36度台ない人は、湯たんぽを使って体温を上げるといいでしょう。また、お風呂に入って、しっかり体の芯まで温めることです。

もっといい方法は、「体操」をすることです。筋肉の量が増えれば常時その筋肉が使えるようになるので、体温が高くなります。実際に、60代や70代、80代でも元気でハツラツとしている人は、体を鍛えている人が多いのです。

ウォーキングは下半身の筋肉を鍛えますが、それだけではなく、上半身の筋肉も鍛えないといけません。

器具がなくてもできる運動は「腕立て伏せ」です。

器具となると、バーベル（1～2キロ）やゴムチューブを使用するといいでしょう。それらで上半身を鍛えることができます。そうすると筋肉が全身にたくさんついて、冷えを克服することができます。

これらの対策で体温を常時上げていれば、冬場を健康に乗り切ることができます。

年末・年始は体を壊さない程度に暴飲暴食するいい機会だとも思います。なぜなら、**体にいいことばかりやっていると、ストレスが起きたときに対応ができなくなる**からです。寒さ対策をしっかりした上で、たまにはそういう生活をするのもいいでしょう。

ときには食べすぎ、飲みすぎで体に刺激を与えるのもいい

コラム

左右対称の体がなぜ「ゆがむ」？

私たち人間の理想的な骨格は左右対称です。

しかし、利き腕の影響や、ふだんテレビを見るときの姿勢、座るときの足を組むクセなど、左右対称を狂わせることをくり返しがちです。これが長く続くと骨格が徐々にゆがんできます。骨格自体の変形にいたらなくても、左足より右足がちょっと短くなったりするのです。すると歩くときにそれが大変な負担になります。

顔もそうです。右利きの人は右の歯で噛む傾向があり、左利きの人は左の歯で噛む傾向になりがちです。こういう傾向が長く続くと、顔も左右対称でなくなります。

そのゆがみを助長するのが筋力の低下です。忙しい私たちはなかなか筋肉を鍛える運動をする機会がなく、ゆがみの障害が強く出がちです。実際に体のゆがみで苦しんでいる人は、筋肉が少なくやせ型の人が多いのです。

筋力が充分についていればいい姿勢を維持できるからです。

6章

病気にならない「免疫体質」になる！

疲れない、太らない……内臓を強くするコツ

早食いをすると消化不良を起こす。お酒の飲みすぎは肝臓に悪い。わかってはいても、内臓には日々負担をかけがちです。そんな負担に負けない強い内臓は、どうすれば手に入るのでしょうか。

一般的に、活動的で元気な人は、食べるのが速いという特徴があります。逆に、のんびりした人は食事にゆっくりと時間をかける傾向があります。

これは持って生まれた性格によることが多く、どちらがいい、悪いというわけではありません。**それぞれの生き方で対応していくこと**が大切です。

生活があまりにも不規則で、早食いをせざるを得ない状況が続き、体調が優れないのなら、少し工夫をすることが必要です。

もし、気持ちも体調も優れないのであれば、食事はなるべく規則正しく摂りましょう。あとは**ゆっくり噛む**という努力を始めればいいと思います。

自律神経のうちの副交感神経支配になると、私たちの消化管活動が活発になります。ものを食べるとすごく穏やかな気分になるのはそのためです。

では、胃や消化管などの内臓をいつも活発にしておきたい、と思っても、内臓を直接鍛えることはほとんど不可能です。

しかし、内臓に負担をかけない食べ方や生き方はあります。

肝臓のために飲みすぎは控える。胃のためにストレスは抱えない。

そのように、日々内臓を気遣って大事にすることが重要でしょう。

また、**筋肉を鍛えて発熱を起こせば、内臓のはたらきもしっかりと維持**されます。

つまり、体を動かすことが大切です。

あとは便秘を解消して、消化管に直接負担をかけないことです。

体を動かすと内臓もはたらきだす

全身の筋肉を刺激すると、胃が強くなる

食が細い、胃弱や胃もたれといった「胃の不調」は、生き方に無理がありストレスを抱えた結果、**低体温になっている**ことが原因です。

低体温で血流が悪いと、内臓の機能がしっかりと維持できません。さらに血流が少ないと、つねに新しい腸上皮《ちょうじょうひ》に置き換わる細胞分裂もなかなかうまくいきません。

残念ながら、消化管の粘膜を直接鍛えることはできません。

しかし、基本的には**体を鍛えることが、粘膜を鍛えること**につながります。

筋肉モリモリなのに胃弱という人はいないでしょう。筋肉量が増えると、体温が上がるため、腸管の機能が維持できるのです。

胃弱で困っているなら筋肉を鍛えて胃腸を丈夫にしようとするのが近道です。

また、最近は胃のピロリ菌が問題視されています。胃がんの原因になるというので、ピロリ菌は悪者扱いされますが、50歳くらいまでには日本人のほとんどに常在菌として棲み着いているものです。

それなのに、どうしてすべての人に悪さをしないかというと、胃がしっかりとしたはたらきをしているからです。pH1くらいの酸度を保っていれば、ピロリ菌は増殖できないのです。

ところが、私たちは悩みごとや心配ごとを抱えて、消化液や胃酸が出にくくなると、それまで増殖を抑えられていたピロリ菌が暴れ出して、悪さをするのです。

ピロリ菌のように、誰もが持っている常在菌が悪さをしたり、**悪化した内部環境をつくるような生き方をしないこと**が大事になってくるのです。

また、このピロリ菌は胃薬によっても増えてしまいます。今の医療では、胃の調子が悪い場合は、胃酸の出を抑えるような薬、制酸剤を出すでしょう。しかしそれにより、ピロリ菌が暴れ出してしまうのです。

このように、**ピロリ菌はストレスでも暴れ、胃薬でも暴れます**。

胃が悪い人はだいたい両方ともあてはまる人が多いのでなかなか治りません。まずは、ちゃんと胃がはたらけるように、しっかりと体温を高めることが大切です。体をよく動かして体を温めたり、体の「生きる力」全体を高めれば、胃がしっかりとした酸を出します。

それによってピロリ菌の増殖が抑制され、悪さをしなくなるわけです。

副交感神経をよくはたらかせて免疫力を上げるためには、臓器が健康であることは非常に重要なのです。

大股で歩く、階段を使う……小さな筋トレが胃を強くする！

「怒りっぽい人」ほど病気になる？

「病気になりやすいかどうか」は性格で決まる――。

そう言われても信じられない、という人は多いでしょう。

自律神経で考えるとわかりやすいと思います。**交感神経が優位な人は、活発な性格。副交感神経が優位な人は、穏やかな性格**になります。

活発な人も、穏やかな人も、それが健康に問題になるわけではありませんが、どちらも行きすぎたときは危険です。

活発な人は仕事をがんばりすぎたり、長時間労働で無理を続けがちです。そうすると睡眠時間が短くなり、翌日に疲れが残ってついには体を壊します。

では、穏やかな性格の人のほうが圧倒的にプラスか、というと必ずしもそうではありません。

副交感神経は、あまり運動をしないでよく食べるというリラックスのほうに偏ります。体がだんだんふくよかになってきて、筋力はあまりつきません。

体の丈夫さは筋肉と骨と一緒に鍛えられるので、だんだんひ弱になってきます。

私たちは筋肉や骨が丈夫で姿勢がしっかりしていると、キビキビ動くことができます。逆にラクをしすぎると、姿勢が崩れたり、疲れやすくなります。

また、不活発だと、精神的には無気力になってきます。

つまり、**活発な性格の人は何事もやりすぎて体を壊す**し、**穏やかな性格の人は穏やかすぎて日常生活に支障をきたして病気がち**になる。

自分はどちら側に偏っているかをしっかり把握して、両極端にいかないように注意することが大切です。

怒りやすいとか、おしとやかなど、根本的な性格を変えるのはなかなか大変です。

たとえば、短気ですぐに怒ることは、興奮状態で交感神経緊張をつくります。

血圧や血糖値が上がる状態は、いい仕事をするのに必要な条件ですが、あまり強

自律神経のバランスを上手に取ろう！

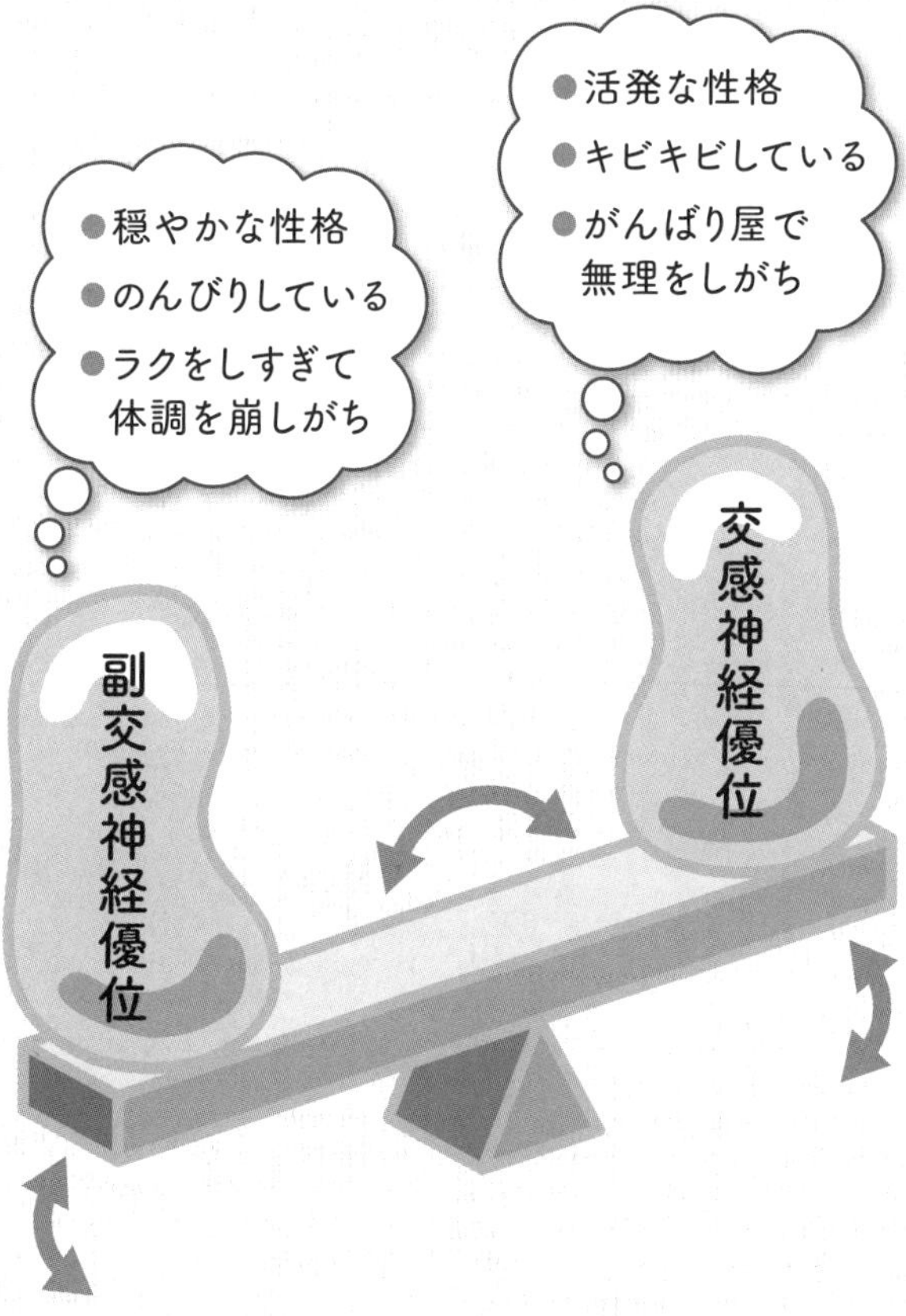
●活発な性格
●キビキビしている
●がんばり屋で無理をしがち
●穏やかな性格
●のんびりしている
●ラクをしすぎて体調を崩しがち
交感神経優位
副交感神経優位

く出ると体には危険です。

ただし、もちろん長所もたくさんあります。

たとえば、仕事をきちんとミスなくできたり、完全にやりとげるまでがんばることができます。

一つの性格には短所もあれば長所も必ずあるので、自分自身でそこに気づき、しっかり見きわめていくことが大切です。

健康は自分の性格を知ることから始まる

体が強くなれば、心も自然と強くなる

ストレスは「心」の問題。そう考えたくなりますが、じつはストレスに打ち克つためには、健康な「体」が必要不可欠です。

強迫性障害やパニック障害など、ストレスに過敏に反応する人は二つの問題があります。

一つは**強いストレスがあること**、もう一つは**感受性が高いこと**です。

たとえば、ストレスに体が反応するきっかけは、まわりの過酷な環境によるものです。友だちにきついことをいわれた、職場で上司に激しく叱られたなど、感受性の高い人がストレスを受けて発症します。

しかし、この症状は危険を察知して、身を避けるためには大事な反応です。悪い

ことだとも簡単にはいえません。いろいろな精神的な病気は、過敏な人がストレスを受けて発症するので危険から身を避けているといえます。

パニックを起こすこと自体が悪いと考えないことです。自分がストレスを抱えざるを得ない状況であったり、家族にそういう人がいたら察知をして、再び危険な環境にさらされないようにすることです。

私たちは同じストレスを受けても、体調が悪いときと、血行がよくゆとりがあるときでは反応が変わります。

もちろん血行がよくゆとりがあるほうが、ストレスには強くなります。

精神的な病気は薬だけで全部治そうとすると、なかなかうまくいきません。薬だけに頼るのではなく、ふだんからゆっくりお風呂に入って体を温めたり、食事を工夫することで、**ストレスに打ち克つような体づくりも並行してやる**とすごく気がラクになります。

湯船に浸かるとストレスにどんどん強くなる

「人前で話すとドキドキする」仕組み

人前で話すときに緊張しすぎて、手が震えてしまう、汗が異常に出る。あがり症と呼ばれる症状で悩む人は、少なくありません。

仕事をしている人はとくに、そういった場面を避け続けることは難しいです。緊張すると、交感神経が刺激され、脈が増えたり、血圧や血糖が上がったりします。これは危機を乗り越えるための反応といえます。

普通は、ドキドキすることに気がつかないまま、脈が増えて血圧が上がります。しかし、**感性が強い人は、このドキドキが感知できる**のです。

ドキドキばかりを意識し、「マイナスの反応だ」と考えると、ますます不安になります。そうすると、**不安もストレス**になります。

こういう人は心臓がドキドキし出したら、「緊張を乗り切るための反応が起こっているのだ」と冷静に考えることです。

同じように、赤面恐怖症、心臓神経症などが起こる人たちも、病院に行って治そうとするより、ものごとに対して自分が強く反応する傾向があるのだ、ということを知って乗り切るほうがいいと思います。

残念ながら、今の医学の力では、この感性の高さを治すことはできません。

本当に治せるのは、**冷静になった自分の力**だけです。

だから病院に行く前に、自分の体の反応を素直に認めてあげれば、むしろ気にしなくなって乗り切ることができるようになってきます。

ドキドキしてきたら、自分の気持ちの中で、「今、自分の体はいい反応をしているのだ」といい方向で考えればいいのです。

「あがり症」は、危機を乗り越えるための反応

凹んだときの「上手な気持ちリセット」法

仕事で失敗してしまった、恋人に振られてしまった……。

日々の生活の中で落ち込んだり、凹《へこ》んだりすることは多々あります。

そんなとき上手に気持ちを切り換える方法は、意外と身近にあるものです。

たとえば、**太陽の光を浴びること**が気持ちを元気にします。

冬場は太陽の光が出たら真っ先に浴びることです。そうしないと、気持ちが沈んでしまいます。

とくに日本海側の冬の気候はいつも天気が悪く、鉛色の空の日ばかりが続くので気持ちが沈みやすいのです。

そういうときは、雪が多い地域でも日が差すときは外に出て、雪の中でも仕事をすることです。すると、太陽の光を浴びて元気が出てきます。

さらに、「気持ちが沈むのは自分のせいでなく、天気のせいなのだ」として、気持ちを切り換えればいいのです。

また、年を取ると、ついつい家に引きこもりがちになります。天気のいいときは外に出て太陽の光を浴びると、ビタミンDがつくられます。

ビタミンDで気持ちを明るくしよう

この**ビタミンDは骨を強くするだけではなく、気持ちを明るくする力**があります。

家の中であれば、部屋の照明を明るくするだけでもいいでしょう。

部屋の中が明るくなると、気持ちも明るくなります。

それほど光は重要なのです。

40代からは「働き方」を変えてみる

40代は働きざかりの時期です。20代、30代の経験が自信となり、また自信を持って仕事ができるからこそ、結果に結びついてきます。

体調が悪いのに、忙しくてなかなかゆっくり休めないという人もいるでしょう。

体調が悪くなるほど忙しいというのは、自律神経のうちの交感神経側に偏っているからです。免疫力は副交感神経支配で、リンパ球が活発にはたらいて高まります。

つまり、**忙しすぎると免疫力が低下**し、風邪を引きやすくなったり、体調を崩しやすくなります。

さらに長年にわたって無理の状態が続くと、発がんにもつながります。

40歳をすぎれば、厄年もありますし、20代、30代の頃のような無理がきかなくなります。「厄年」といった、長年伝えられてきたことにはやはり意味があるのです。

そういう40代の時期に、今までと同じ忙しさを続けていた人たちが体を壊したりします。20代、30代の忙しさでは続けられなくなるので、もう少し仕事の量を減らさなければいけません。

たとえば、50代で発がんして亡くなった人が、お葬式のとき会社から、「会社のために、身を粉にして働いてくれたんだ」とほめられたりしますが、それこそが発がんの原因だともいえるのです。

仕事は若い人に任せ、少しでも休む時間を増やして身を守ることが大切です。

仕事の全体像をよく掴み、自分の仕事はほどよく抑えながら、部下や他部署といった、今まで見てこなかった点に気を配ることが出世の道ではないでしょうか。

40代は仕事の時間を減らし組織全体に目を配る、指導的な立場に入る時期と考えましょう。そうすると**責任ある仕事、ポストが得られて身を守る**ことができます。

働き盛りだからこそ「休む勇気」を持つ

家事を工夫するだけで、運動不足は解消できる

運動不足の人体への危害は今や、「喫煙」を超えている――。

2008年に中国で行なわれた「慢性疾患にかんするシンポジウム」において、米サウスカロライナ大学の運動科学専門家は、そう発表しました。

それほど、日常に運動を取り入れることは重要視されています。

私たちはある程度年を取っても、**体の能力を維持する工夫をすれば元気に生き続けることができる**ようになっています。

とくに高齢者の場合は、家の中でじっとしていると筋力や骨格の強度が落ちてきます。体の能力が低下するので、日常の生活が負担になり、生きづらくなってきます。そのためには、生活するための能力を維持する工夫が必要です。

運動がとくに必要なのは低体温の人です。低体温だと手足が冷たかったりするために、生活しづらくなるものです。

そういう人たちは、筋肉量が少ないのです。低体温で体の不調がいつもある人は、体操をしたり、散歩をしたり、あるいは雑巾がけでもいいので、つねに筋肉を使うようにしましょう。

体温が上がると、いつもエネルギー代謝が活発になり、体の不調はなくなります。しかし、運動はやりすぎると肉体労働と同じく、体にとって負担になります。

スポーツクラブやジムの教室などを見ると、生徒たちはみんなさわやかで健康的なのですが、先生方はなぜかやつれていたりすることがあります。

そういう人は、運動をやりすぎているので危険です。

すごく健康に気を遣って暮らして、食事にも気をつけ、体もよく動かしていたのに、慢性骨髄性白血病になった70代の男性がいました。

「運動を何かやりすぎていませんでしたか」と聞いたところ、70代になってもさかんに縄跳びをやっていたというのです。

縄跳びは、子どもの頃は瞬発力を鍛えるためにはいいのですが、高齢者には危険です。

なぜなら骨髄に負担がかかりすぎて、その過剰刺激により骨髄の発がんが起こり、この男性のように慢性骨髄《こつずい》性白血病になる可能性があるからです。

このように、あまり極端に体に負担がかかるトレーニングはいけません。

運動の量は、自分の体に合わせて自分で考えることが必要です。

やりすぎると筋肉痛がくるし、やらなさすぎるともの足りない。この加減も自分で選べばいいのです。

ラジオ体操をしたり、腹筋を鍛えたり、できればそれに腕立て伏せなどをプラスして、ウォーキングで歩く力をつける。また、外出したときには、エレベーターやエスカレーターはなるべく使わず、階段を昇り降りするという工夫が必要です。

全体のバランスを考えて、体全部の筋肉を使うのが基本です。そうではなく一部だけ鍛えるのはよくありません。

たとえば、年を取ると足腰から衰えるからといって散歩ばかりしている人がいます。そうすると、血流は下半身のほうばかりに行きます。足腰は丈夫になるけれども、頭の血流は少なくなってしまいます。

あまりに熱心に散歩ばかりしていると、徘徊《はいかい》老人になる危険性があります。これは運動の仕方が偏っているからです。

いつまでも頭がしっかりしている人は手仕事をする人や職人さん、ピアノの先生などです。上半身と脳の血流は、上行大動脈という心臓から出る太い血管で、一緒に血流支配が起こっています。ですから**上半身を使った運動を加えることで、脳にも血液が行く**のです。

たとえば、1時間ほど時間があるなら、散歩は30分にして、残りの30分は上半身の運動にする。体で動かせる場所は全部動かすのが理想的という感じです。

そして、ただ運動ばかりしていても不経済でしょう。雑巾がけやガラス拭き、網戸の掃除などをやると、必ず上半身を使わざるを得ません。

そうすると、家がキレイになりながら、自分の健康も維持できて、頭はいつまでもしっかりという一石何鳥にもなってきます。

私は今朝も家族が起きてくる前に、台所と居間の雑巾がけをしました。

家をキレイにする目的が半分にあり、もう半分は、自分の脳の血流を増やそうという目的もあるわけです。

かつて洗濯機がないときは、手洗いで洗濯をし、掃除をするときはホウキではくので、上半身を使いました。

男性であれば、薪《まき》割りは日々の日課でした。このように上半身を使う生活は、人間がずっと普遍的にやってきた生き方にそくしているのです。

ところが、便利な世の中になって、それが一気に途絶えてしまいました。

だからこそ、心して運動をやらないと、ボケにつながってしまいます。

「雑巾がけ」や「窓ふき」が脳に効く!

コラム

朝は、読書より体を動かすのがおすすめ

朝起きたあとは、散歩や体操、雑巾がけなど、**体を動かすこと**をおすすめします。私は活字を読んだりするような細かい仕事は、あまり朝早くからやると目に悪いような気がしています。

早起きをすると、朝ご飯までは時間があるので、庭の草を取ったり、夏であれば海まで近いので行ってひと泳ぎする。そしてシャワーを浴びて、ゆったりしていると朝7時くらいになります。

ちなみに朝昼夕の食事は、7割くらいの量で主食が玄米で、野菜、海藻、キノコという感じです。肉食のメリットもあるので、牛肉などの動物性タンパクも週に1~2回は摂っています。

「医者いらずの体」のつくり方

筋肉を鍛えることは、健康への第一歩――。

私たち人間の体は、いろいろな筋肉からできています。筋肉がつくと体温が上がり、体温が上がれば、免疫力も上がるのです。

かつて私たちは歩いて出かけたり、炊事、洗濯をはじめ、毎日の暮らしは体を動かすことばかりでした。筋肉の量が少ないということはありえなかったのです。

ところが、現代はすごく運動量が減っています。ちょっと油断をすると大変です。**病気になりにくい強い体をつくるためには、筋肉に負荷がかかる状態がつねに必要**です。

筋肉を鍛える喜びというのも確かにあると思います。筋肉量が増えてくると、日常の生活でもキビキビしてきます。
重い物があったとき持ち上げることができるなど、適応能力が広がります。
筋肉を増やすことは結構快感になるのです。

私たちの筋肉には、**瞬発力をつくる**「**白筋**《はっきん》」と、**持続力をつくる**「**赤筋**《せっきん》」があります。赤筋は持続力なので、散歩やジョギングなどで鍛えることができます。

一方、白筋の瞬発力のほうは、全速力で走ったり、あるいはバーベルなどの重いもので筋力を鍛えるようなやり方をしないと増えません。

最近よく聞く加圧トレーニングも白筋を鍛えるための運動です。この白筋と赤筋をバランスよく鍛えることが重要です。

機械は人間と違って揺すると、歯車に負担がかかり壊れてしまいます。

ところが、人間の場合は体を揺すると、全体を保つために筋肉から内部の骨格まで総動員されて、揺すりの力から身を守ろうとします。

つまり、**体を本当に鍛えるためには、**「**体を揺する運動**」もすることです。

ためしに両腕を上に上げて、上で8の字を描こうとすると、上半身から腰まですごく揺れるでしょう。

その揺れを支えるために、胸郭全体のインナーマッスル（人体の骨に近い見えない筋肉のこと）がすべて鍛えられるのです。

いきなりやるとびっくりするくらい体に負担がかかります。筋肉が総動員されて鍛えられていることがわかります。

やり方は、

①背筋を伸ばして立つ。足は肩幅ほどに開く。全身の力をできるだけ抜いてリラックス。

②両腕を上に上げる。手は自然に開いたまま。

③両腕で頭の上に、床面に対して水平になるよう大きく「8の字」を描く。このとき、腰から上も力を抜きながら、腕の動きに合わせて自然に揺れるように。

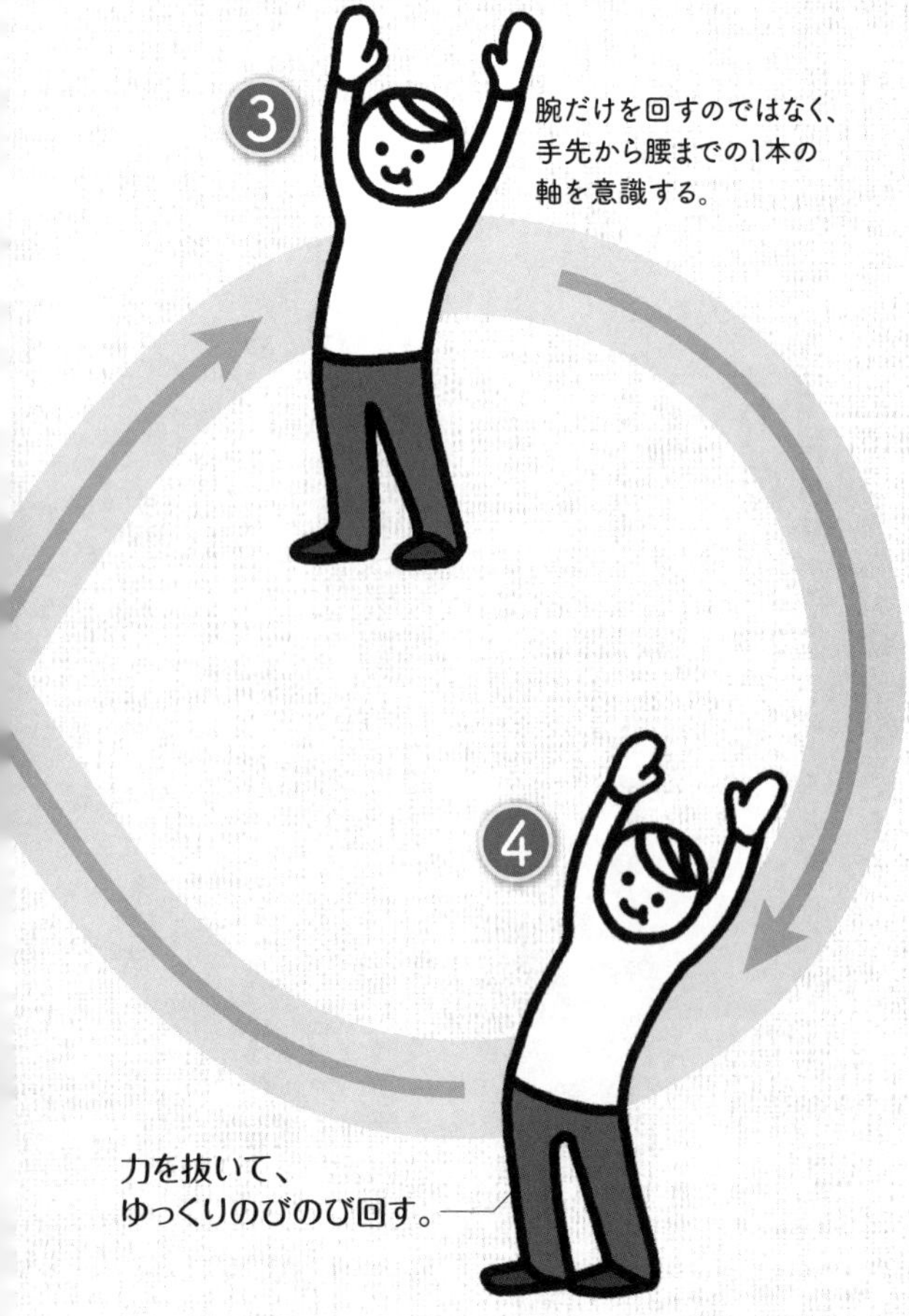
3
腕だけを回すのではなく、
手先から腰までの1本の
軸を意識する。
4
力を抜いて、
ゆっくりのびのび回す。

体を揺する運動で全身を刺激しよう

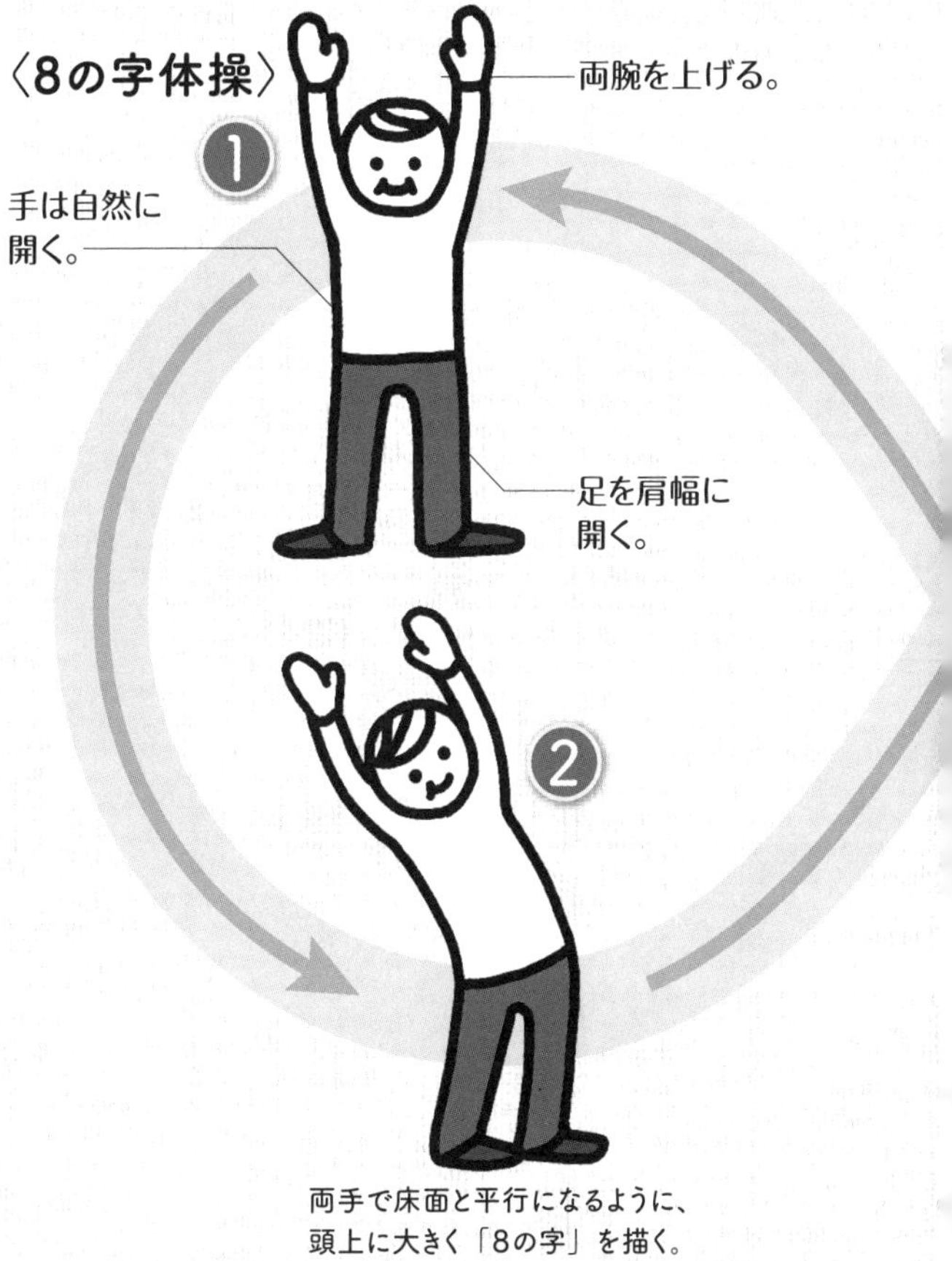
〈8の字体操〉
両腕を上げる。
1
手は自然に
開く。
足を肩幅に
開く。
2
両手で床面と平行になるように、
頭上に大きく「8の字」を描く。

このほか、腰の筋肉も、いろいろな筋肉が複雑に交じり合っているところなので、スクワットのような運動もいいでしょう。

もっといいやり方は、手のひらでお尻をなでるようにして、かつてのゴーゴーダンスのように左右にツイストする方法（次ページ参照）です。

これは、下半身のインナーマッスルを鍛えます。

しかし、モリモリした筋肉というのは、やりすぎると体調不良に悩むようになります。この頃どうもやつれたとか、つらい、朝起きるとよく疲れが残っているとなったら、危険を察知して運動を減らしたほうがいいでしょう。

個人で能力差があるので、**適正なトレーニング量は自分自身で把握すること**が大切です。

「体を揺する運動」で体を鍛えよう

腰を左右に振って下半身を刺激しよう

〈ツイスト運動〉

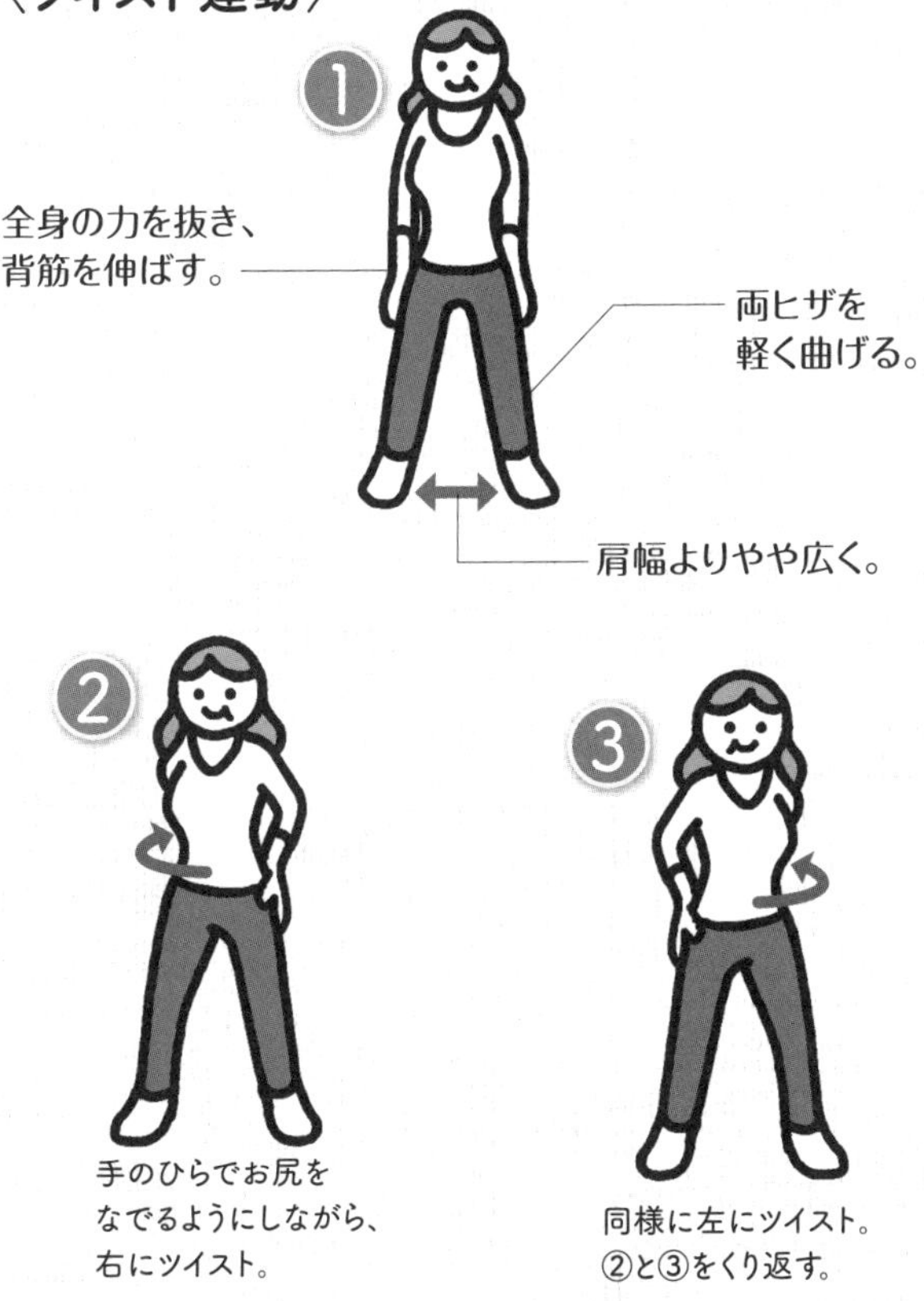
①
全身の力を抜き、
背筋を伸ばす。
両ヒザを
軽く曲げる。
肩幅よりやや広く。
②
③
手のひらでお尻を
なでるようにしながら、
右にツイスト。
同様に左にツイスト。
②と③をくり返す。

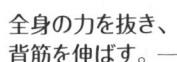

病気を治すのは「薬」ではなく「免疫力」！

単刀直入にいうと、日本人は薬を飲みすぎています。新しい薬が出れば、世界の消費量の5～7割が日本です。

たとえば、新型インフルエンザが流行ったときに使われた抗ウイルス剤。これも世界の消費の7割が日本で使われています。

日本人は昔から薬が大好きです。薬師如来《にょらい》を大事にする薬の文化があります。

そういう独特の国民性が薬に対して熱心になってしまうのでしょう。

どうせ**治る病気に薬を使うとか、長年飲み続けるのはやりすぎ**です。今や国の財政が破綻するほど医療費がかかっています。もっと大事なところにお金を使わないといけません。

今までの高齢者は、日本がまだ貧しく医療の恩恵にあずかれないで死んだ人をたくさん見て育っています。

だから、薬に頼る気持ちがおそらく強いのだと思います。

しかし、これからはもう少し賢くならないといけないのではないでしょうか。

人間というのは、38億年かけてたどり着いた巧妙な生命体なので、偏らない生き方をすれば健康で過ごせます。

それにもかかわらず、無理な生き方をして体を壊す人もいるし、ラクをしすぎて能力低下で生きづらくなる人もいる。

健康でいられるかは自分の行動次第。それを肝《きも》に銘《めい》じなくてはなりません。

日常の生活の中で、体を鍛えて、生きる力を高めましょう。

たとえば、なるべく重い荷物を持ったり、階段を昇ったり降りたりする。そのようにして生きる能力を高めることが大切です。

「薬を飲んで健康になる」という考えにとらわれないことです。**薬を長く飲むことは、健康につながらない**という基本を学びましょう。

まずは、薬を出すことが商売の病院に足を運ぶ回数を減らさないとダメです。血圧やコレステロール値が高くなると、すぐ病院に行って薬をもらうことが当たり前になっています。

しかし、診察を受け、**薬をもらっても病気は基本的に治りません**。

そもそも血圧やコレステロール値というのは、体が巧妙な調節の中で決定していることです。それを薬で無理やり上げたり下げたりするというのは筋違いです。むしろ生き方に問題があって血圧やコレステロール値が上がっているのだから、それを改善して治すというのが基本的な考え方です。

まず日常生活の中で、自分で数値を下げる工夫を行なうことが先決です。

実際ある程度の年齢になったら、血圧やコレステロール値は少し高めくらいのほうがいいのです。

大けがや骨折をしたときに病院に行くのはかまいません。しかし、どんな小さな病気でも医者や薬で治してもらおう、という気持ちが強くなりすぎていないでしょうか。

無理な生き方を続けたから、食生活が乱れているから病気になったのです。

「自分の健康は自分で管理する。滅多なことでは病院の世話にはならない」という意識が病気を治します。

その意識が日本を立ち直らせる原動力にもつながるのではないでしょうか。

病気を治すのに、薬はいらない!

本書は、小社より刊行した『その病気、不安 安保徹教授が治します!』を、文庫収録にあたり、再編集のうえ、改題したものです。

安保　徹（あぼ・とおる）

一九四七年、青森県生まれ。免疫学の世界的権威。新潟大学名誉教授。一九七二年、東北大学医学部卒。米アラバマ大学留学中の一九八〇年、「ヒトNK細胞抗原CD57に対するモノクローナル抗体」を作製。一九八九年、胸腺外分化T細胞を発見。一九九六年、白血球の自律神経支配のメカニズムを解明する。

著書に、ベストセラーになった『疲れない体をつくる免疫力』、『病気にならない体をつくる免疫力』（以上、三笠書房《知的生きかた文庫》）のほか、『免疫革命』（講談社インターナショナル）、『医療が病いをつくる』（岩波書店）、『病気は自分で治す』（新潮社）など多数がある。

知的生きかた文庫

免疫力《めんえきりょく》を高《たか》めれば、薬《くすり》はいらない！

著　者　安保《あぼ》　徹《とおる》

発行者　押鐘太陽

発行所　株式会社三笠書房

〒一〇二―〇〇七二　東京都千代田区飯田橋三―三―一

電話〇三―五二二六―五七三四〈営業部〉

〇三―五二二六―五七三一〈編集部〉

http://www.mikasashobo.co.jp

印刷　誠宏印刷

製本　若林製本工場

ISBN978-4-8379-8380-4 C0177

C50228